方劑巧記速記實用手冊

于樂題

疏雨从容天　茯苓菖蒲远

花俏橙□□　□□泊苦草

琴□□□□□　俏得木舍薄荷昌

大黄翠户朝红花　当归山家瓜酒甘

蓟菊叶吁□陈皮枳芽黄　翠翠红红处处莺莺燕燕

渠边车辂肩　木灯山栀黄

红夏浩陵江　南楼吞琴拾

金菊铺天地　丰盈无夜酒

花石伴江路入卓

方剂巧记速记实用手册

主　编　申霖来

副主编　贾新改　李　钰

编　委　申霖来　贾新改　李　钰　秦伟凯

　　　　王　强　张　磊　赵子俊　龙思琦

　　　　曹丽霞

人民卫生出版社
·北京·

图书在版编目（CIP）数据

方剂巧记速记实用手册/申霖来主编. —北京：
人民卫生出版社，2023.12
ISBN 978-7-117-35999-3

I.①方… Ⅱ.①申… Ⅲ.①方剂学－手册 Ⅳ.
①R289-62

中国国家版本馆 CIP 数据核字（2024）第 012590 号

| 人卫智网 | www.ipmph.com | 医学教育、学术、考试、健康，购书智慧智能综合服务平台 |
| 人卫官网 | www.pmph.com | 人卫官方资讯发布平台 |

方剂巧记速记实用手册
Fangji Qiaoji Suji Shiyong Shouce

主　　编：申霖来
出版发行：人民卫生出版社（中继线 010-59780011）
地　　址：北京市朝阳区潘家园南里 19 号
邮　　编：100021
E - mail：pmph @ pmph.com
购书热线：010-59787592　010-59787584　010-65264830
印　　刷：中煤（北京）印务有限公司
经　　销：新华书店
开　　本：850×1168　1/32　　印张：11
字　　数：228 千字
版　　次：2023 年 12 月第 1 版
印　　次：2023 年 12 月第 1 次印刷
标准书号：ISBN 978-7-117-35999-3
定　　价：59.00 元

打击盗版举报电话：010-59787491　E-mail：WQ @ pmph.com
质量问题联系电话：010-59787234　E-mail：zhiliang @ pmph.com
数字融合服务电话：4001118166　E-mail：zengzhi @ pmph.com

编写说明

方剂学是重要的中医基础课程，有很强的临床实用性，但方剂学庞大而枯燥的组成记忆，给初学者带来了巨大的困难。为提升方剂学的学习效率，解决记忆的难度，笔者结合多年的学习和讲授体验撰写本书。

本书以方剂学现行版教材为蓝本，选方230余首。本书具有两大特点。

1. 临床代入感强。本书所选方剂均为经典方剂，属于广义的"经方"范畴，而方证对应是辨证论治的尖端，亦是临床取得良效的关键。为增强临床代入感，将教材中"主治"部分重新命名为"方证提要"，并作前置。"功用"改称"治法"，本书主要内容依次为：【方证提要】【辨证要点】【证型】【治法】【处方】【组成巧记】【方解摘要】【注意事项】。

2. 组成记忆原创新颖而巧妙。本书的【组成巧记】，是本书最具特色的部分，此部分借用诗歌、对联、趣味歌诀、表格、比较联系、分解归纳等方法，不拘一格地对方剂组成进行原创性、创新性编写，帮助读者在富有诗意的氛围中，巧妙、快速、轻松地记住组成。以甘露消毒丹的【组成巧记】部分为例：

琴音飞花豆蔻香，俏母木舍薄荷昌。

诗意：琴音悠扬，飞花起舞，豆蔻散发着淡淡的清香，俏母木舍边的薄荷,繁茂而昌盛。

对应药物:

芩茵飞滑豆蔻香,翘母木射薄荷菖。

黄芩、茵陈、飞滑石、豆蔻、藿香;

连翘、川贝母、木通、射干、薄荷、菖蒲。

感受"诗句"的同时,不知不觉迅速牢固地记住了组成。

注意:《本草备要》称桔梗为"诸药舟楫,载药上浮",故本书以"舟"喻"桔梗"。"蕗"为甘草的别名,故常以"路"借指甘草,全书通用。

本书适用于中医药专业在校生,广大中医学爱好者,各类方剂学应试者,中医临床工作者等学习使用。

由于编写时间仓促,编者水平有限,书中难免有不足之处,借此抛砖引玉,恳请同行及读者不吝提出宝贵意见,以便不断改进提高。

编者

2023 年 8 月

目 录

第一章 解表剂

第四章　清热剂

第六章　温里剂

第七章　表里双解剂

第八章 补益剂

第十章　安神剂

第十一章　开窍剂

第十三章 理气剂

第十三章 理血剂

第十五章 治燥剂

第十六章 祛湿剂

第二十章 涌吐剂

第二十一章 治痈疡剂

第一章

解表剂

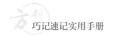

第一节　辛温解表剂

麻黄汤

《伤寒论》

【方证提要】恶寒发热,头身疼痛,无汗而喘,舌苔薄白,脉浮紧。

【辨证要点】恶寒发热,无汗而喘,脉浮紧。

【证型】外感风寒表实证。

【治法】发汗解表,宣肺平喘。

【处方】麻黄三两(9g)　杏仁七十个(9g)　桂枝二两(6g)　炙甘草一两(3g)

水煎服,温覆取微汗。

【组成巧记】麻黄汤可记为:麻杏甘桂汤。

对应药物:麻黄、杏仁、炙甘草、桂枝。

对比第二节辛凉解表剂麻黄杏仁甘草石膏汤(麻黄,杏仁,炙甘草,石膏)。

【方解摘要】

麻黄、桂枝相须为用,散风寒,和营卫;

麻黄、杏仁相伍,一宣一降,祛邪理肺平喘;

炙甘草既调和药性,又缓麻、桂之峻烈,使汗出而不伤正。

四药合,风寒散,肺气宣。

【注意事项】本方为辛温发汗峻剂,当中病即止,不可过服。对于"疮家""淋家""衄家""亡血家",以及外感表虚自汗、血虚而脉兼"尺中迟"或误下而见"身重心悸"等虽有表寒证,亦皆应禁用。方中麻黄含麻黄碱,有收缩血管、升压的作用,高血压及心脏病患者应慎用。

大青龙汤

《伤寒论》

【方证提要】

1. 恶寒发热,头身疼痛,不汗出而烦躁,脉浮紧。

2. 溢饮。身体疼重,或四肢浮肿,恶寒身热,无汗,烦躁,脉浮紧。

【辨证要点】恶寒发热,无汗,烦躁,脉浮紧。

【证型】

1. 外感风寒,内有郁热证。

2. 外感风寒,水饮内郁化热证。

【治法】发汗解表,兼清里热。

【处方】麻黄六两(12g)　杏仁四十粒(6g)　桂枝二两(6g)　炙甘草二两(6g)　石膏鸡子大(18g)　生姜三两(9g)　大枣十二枚(6g)

水煎温服,取微汗。

【组成巧记】大青龙汤即加味麻黄汤(麻黄汤加膏姜枣)。

麻黄汤倍麻黄草,减杏再加膏姜枣。外解风寒内清热,去

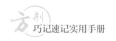

除无汗与烦躁。

对应药物:麻黄、杏仁、炙甘草、桂枝;石膏、生姜、大枣。

麻黄汤、大青龙汤及麻杏甘石汤比较见下表:

麻黄汤	大青龙汤	麻杏甘石汤
麻杏甘桂	麻杏甘桂	麻杏甘石
	膏姜枣	
风寒束表 肺气失宣 (无汗、喘)	外感风寒 内有郁热 (无汗、烦躁)	外感风寒或风热 内有邪热壅肺
发汗解表 宣肺平喘	发汗解表 兼清里热	辛凉疏表 清肺平喘

【方解摘要】

麻黄汤辛温发汗散寒,石膏甘寒清热去烦躁,故可治疗恶寒发热,无汗,烦躁。

麻、杏宣降肺气,通调水道,麻、桂、姜发汗行水,石膏清热,故亦治表证兼里热之溢饮。

【注意事项】表虚者,不可用,原书强调:"若脉微弱,汗出恶风者,不可服";本方发汗力强,谨防过剂,"一服得汗者,停后服";发汗要求"取微似汗"及"汗出多者,温粉扑之"。

桂枝汤

《伤寒论》

【方证提要】恶风发热,汗出头痛,鼻鸣干呕,苔白不渴,脉浮缓或浮弱。

【辨证要点】恶风发热,汗出,脉浮缓。

【证型】外感风寒表虚证。

【治法】解肌发表,调和营卫。

【处方】桂枝三两(9g) 芍药三两(9g) 炙甘草二两(6g)
生姜三两(9g) 大枣十二枚(6g)

水煎服,温覆取微汗。

【组成巧记】桂芍姜枣草。

三两桂枝三两芍,生姜大枣炙甘草。

对应药物:桂枝、芍药、生姜、大枣、炙甘草。

【方解摘要】

桂枝辛温散邪、助阳益卫;

芍药酸甘而凉、益阴敛营;

桂枝、芍药等量配伍,营卫同治,邪正兼顾,散中有收,汗中
寓补;

生姜辛温,助桂枝散表邪,兼和胃止呕;

大枣甘平,协芍药补营阴,兼健脾益气;

生姜、大枣相配,补脾和胃,化气生津,益营助卫;

炙甘草调和药性,合桂枝辛甘化阳以实卫,合芍药酸甘化
阴以益营。

五药相合,营卫同治,邪正兼顾,散中有收,阴阳并调。故
柯琴誉其为"仲景群方之冠,乃滋阴和阳、调和营卫、解肌发汗
之总方也"。(《伤寒来苏集》)

【注意事项】本方的服法首先是"适寒温""服已须臾,啜

热稀粥",借水谷之精气,以助药力。同时"温覆令一时许,遍身
漐漐微似有汗者益佳,不可令如水流漓,病必不除",是桂枝汤应
用时发汗的度,否则过犹不及。至于服后汗出病瘥,停后服;或
不效,再服、缩短服药间隔时间;病重者加量服;以及禁生冷、黏
滑、肉面、五辛、酒酪、臭恶等物均为服解表剂注意通则。

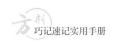

《此事难知》

【方证提要】恶寒发热,无汗,头痛项强,肢体酸楚疼痛,口
苦微渴,舌苔白或微黄,脉浮或浮紧。

【辨证要点】恶寒发热,头痛无汗,肢体酸楚疼痛,口苦
微渴。

【证型】外感风寒湿邪,内有蕴热证。

【治法】发汗祛湿,兼清里热。

【处方】羌活(9g) 防风(9g) 苍术(9g) 细辛(3g) 川
芎(6g) 香白芷(6g) 生地黄(6g) 黄芩(6g) 甘草(6g)(原
著本方无用量)

水煎服。

【组成巧记】九宫格记法,九味羌活汤共九味药。

羌芷芎,苍辛芎,生地黄芩甘草风。

对比南北朝民歌《敕勒歌》:天苍苍,野茫茫,风吹草低见
牛羊。

本方配伍特点:主以辛温,少佐寒凉,六经分治。

九味羌活汤组成见下表：

太阳 1 羌活	阳明 2 白芷	少阳 3 川芎
太阴 4 苍术	少阴 5 细辛	厥阴 3 川芎
清热护阴 6 生地 7 黄芩	调和诸药 8 甘草	祛风胜湿止痛 9 防风

对应药物：羌活、白芷、川芎；苍术、细辛（川芎）；生地、黄芩、甘草、防风。

【方解摘要】

羌活入太阳经，祛风散寒除湿，利关节，止痹痛；

白芷入阳明经，祛风散寒燥湿止痛；

川芎入少阳、厥阴经，祛风散寒，行气活血，止痛；

苍术入太阴经，祛风散寒燥湿；

细辛入少阴经，祛风散寒，止痛；

防风祛风胜湿止痛；

生地、黄芩清泄里热，兼制辛温燥烈之品助热伤津；

甘草调和诸药。

诸药相合发汗祛湿、兼清里热。

【注意事项】原书用法"若急汗，热服，以羹粥投之；若缓汗，温服，而不用汤投之"。提示：若寒邪较甚，表证较重，宜热服，且应啜粥以助药力，以助酿汗祛邪；若邪不甚，表证较轻，则不必啜粥，温服即可。

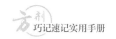

香苏散

《太平惠民和剂局方》

【方证提要】恶寒身热,头痛无汗,胸脘痞闷,不思饮食,舌苔薄白,脉浮。

【辨证要点】恶寒发热,头痛无汗,胸脘痞闷,苔薄白,脉浮。

【证型】外感风寒,气郁不舒证。

【治法】疏散风寒,理气和中。

【处方】香附四两(12g) 紫苏叶四两(12g) 炙甘草一两(3g) 陈皮二两(6g)

水煎服。

【组成巧记】香苏陈草。香苏散方名已含香附苏叶。

对应药物:香附、苏叶、陈皮、炙甘草。

【方解摘要】

苏叶散风寒;

香附、苏叶、陈皮理气郁;

陈皮燥湿行气;

炙甘草调和护中。

四药相合,主解表,次理气,兼燥湿。

小青龙汤

《伤寒论》

【方证提要】恶寒发热,头身疼痛,无汗,喘咳,痰涎清稀而量多,胸痞,或干呕,或痰饮喘咳,不得平卧,或身体疼重,头面四肢浮肿,舌苔白滑,脉浮。

【辨证要点】恶寒发热,无汗,喘咳,痰多而稀,舌苔白滑,脉浮。

【证型】外寒内饮证。

【治法】解表散寒,温肺化饮。

【处方】麻黄三两(9g) 芍药三两(9g) 细辛三两(3g) 干姜三两(6g) 炙甘草三两(6g) 桂枝三两(9g) 五味子半升(9g) 半夏半升(9g)

水煎服。

【组成巧记】麻桂五味芍,姜辛半夏草。

记住:宣、敛、温、燥、润五字,一个"温"字和两对反义词,"宣与敛""燥与润"。

麻黄、桂枝宣肺平喘;

五味子、芍药敛肺止咳;

干姜、细辛温肺化饮;

半夏燥肺化痰;

甘草润肺止咳。

对应药物:麻黄、桂枝;五味子、白芍;干姜、细辛;半夏;

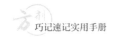

甘草。

【方解摘要】

参考【组成巧记】。

【注意事项】临证见外寒内饮之证,以外寒为主者,可重用麻黄、桂枝;以内饮为主,则宜重用干姜、细辛;二者俱重,则麻黄、干姜并重。阴虚咳喘者禁用。

止嗽散

《医学心悟》

【方证提要】咳嗽咽痒,咯痰不爽,或微恶风发热,舌苔薄白,脉浮缓。

【辨证要点】咳嗽咽痒,微恶风发热,苔薄白。

【证型】风邪犯肺之咳嗽证。

【治法】宣利肺气,疏风止咳。

【处方】炒桔梗　荆芥　蒸紫菀　蒸百部　蒸白前,各二斤(12g)　炒甘草十二两(4g)　陈皮一斤(6g)

水煎服。

【组成巧记】碗摆舟前借陈草。

注:《本草备要》称桔梗为"诸药舟楫,载药上浮",故本书以"舟"喻"桔梗",全书通用。

释义:碗摆在舟前借陈皮和甘草。

对应药物:菀百舟前芥陈草。见下表。

紫菀、百部、桔梗、白前、荆芥、陈皮、甘草。

紫			白	荆		甘
菀	百	舟	前	芥	陈	草
	部	桔梗			皮	

【方解摘要】

紫菀、百部化痰止咳；

桔梗宣肺化痰止咳；

白前降气化痰止咳；

荆芥疏风利咽；

陈皮理气化痰止咳；

甘草合桔梗利咽止咳，兼能调和诸药。

诸药相伍理肺散邪，利咽化痰止咳。

【注意事项】若为"外感风寒"表证显著者，用"生姜汤调下"以助解表之力。

第二节　辛凉解表剂

银翘散

《温病条辨》

【方证提要】发热，微恶风寒，无汗或有汗不畅，口渴头痛，咽痛咳嗽，舌尖红，苔薄白或薄黄，脉浮数。

【辨证要点】发热，微恶寒，咽痛，口渴，脉浮数。

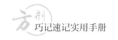

【证型】温病初起。

【治法】辛凉透表,清热解毒。

【处方】银花一两(30g) 连翘一两(30g) 芥穗四钱(12g) 淡豆豉五钱(15g) 牛蒡子六钱(18g) 竹叶四钱(12g) 苦桔梗六钱(18g) 薄荷六钱(18g) 苇根(原方无剂量,后人煎汤用18g) 生甘草五钱(15g)

水煎服。

【组成巧记】花俏惊斗牛,竹舟泊苇草。

诗意:花开得十分俏丽,惊艳了斗牛,竹舟停泊在芦苇草边。

银翘散,诗取"花翘"开头。

"花俏惊斗牛,竹舟泊苇草。"←联想→"花翘荆豆牛,竹舟薄苇草。"

诗句记熟后,直接转化为"花翘荆豆牛,竹舟薄苇草。"

对应药物:花翘荆豆牛,竹舟薄苇草。

银花、连翘、荆芥、豆豉、牛蒡子;竹叶、桔梗、薄荷、苇根、生甘草。

【方解摘要】

银花、连翘气味芳香,既能疏散风热、清热解毒,又可辟秽化浊;

荆芥穗、淡豆豉辛而微温协银花、连翘开皮毛以解表散邪;

牛蒡子、薄荷辛凉,疏散上焦风热,兼可清利头目,解毒利咽;

芦根(即苇根)、竹叶清热生津;

桔梗合牛蒡子宣肃肺气而止咳利咽；

生甘草合桔梗利咽止痛，兼调和药性。

【注意事项】本方为"辛凉平剂"，药物均系轻清之品，用法强调"香气大出，即取服，勿过煮"，"过煮则味厚而入中焦矣"。体现了吴氏"治上焦如羽，非轻莫举"（《温病条辨》）的用药原则。

桑菊饮

《温病条辨》

【方证提要】但咳，身热不甚，口微渴，脉浮数。

【辨证要点】咳嗽，发热不甚，微渴，脉浮数。

【证型】风温初起，邪客肺络证。

【治法】疏风清热，宣肺止咳。

【处方】桑叶二钱五分（7.5g）　菊花一钱（3g）　连翘一钱五分（5g）　杏仁二钱（6g）　苦桔梗二钱（6g）　薄荷八分（2.5g）　苇根二钱（6g）　生甘草八分（2.5g）

水煎温服。

【组成巧记】桑叶菊花俏，行舟泊苇草。

诗意：桑叶菊花都很俏丽，行舟而去，停泊在芦苇草边。

桑菊饮，诗取"桑叶菊花"开头。桑菊饮，有杏仁而无竹叶，故用行（杏）舟。

"桑叶菊花俏，行舟泊苇草。"←联想→"桑叶菊花翘，杏舟薄苇草。"

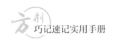

诗句记熟后,直接转化为"桑叶菊花翘,杏舟薄苇草。"

对应药物:桑叶菊花翘,杏舟薄苇草。

桑叶、菊花、连翘;杏仁、桔梗、薄荷、苇根、生甘草。

银翘散与桑菊饮比较(有5味药相同)见下表:

银翘散(10味)	桑菊饮(8味)
辛凉平剂	辛凉轻剂
花俏惊斗牛,竹舟泊苇草	桑叶菊花俏,行舟泊苇草
花翘荆豆牛,竹舟薄苇草	桑叶菊花翘,杏舟薄苇草
温病初起	风温初起,邪客肺络证
辛凉透表,清热解毒	疏风清热,宣肺止咳
解表清热之力较强	肃肺止咳之力较大

【方解摘要】

桑叶甘苦性凉,疏散风热,清肺止咳;

菊花辛甘性寒,疏散风热,清利头目;

连翘透邪解毒;

杏仁苦降,肃降肺气;

桔梗辛散,开宣肺气;

薄荷疏散风热;

芦根(即苇根)清热生津;

甘草调和诸药。诸药相合疏风清热,宣肺止咳。

【注意事项】因本方为"辛凉轻剂",故肺热甚者,应适当加味,以免病重药轻。原著提示:"二三日不解,气粗似喘,燥在气分者,加石膏、知母;舌绛,暮热,甚燥,邪初入营,加元参二钱,犀角一钱;在血分者,去薄荷、芦根,加麦冬、细生地、玉竹、丹皮各二钱;肺热甚,加黄芩;渴者,加花粉。"

麻黄杏仁甘草石膏汤

《伤寒论》

【方证提要】身热不解,有汗或无汗,咳逆气急,甚则鼻扇,口渴,舌苔薄白或黄,脉浮而数。

【辨证要点】发热、喘咳、苔黄、脉数。

【证型】外感风邪,邪热壅肺证。

【治法】辛凉疏表,清肺平喘。

【处方】麻黄四两(9g)　杏仁五十个(9g)　炙甘草二两(6g)
石膏半斤(18g)

水煎服。

【组成巧记】麻杏甘石汤,方名含全部药物组成。

对应药物:麻黄、杏仁、炙甘草、石膏。

【方解摘要】

麻黄、石膏相配,石膏倍于麻黄,全方主以辛凉,两者相制为用,麻黄得石膏,宣肺平喘而不助热,石膏得麻黄,清解肺热而不凉遏;

麻黄、杏仁相伍,一宣一降,使肺气宣降有序;

炙甘草益气和中,调和诸药,又防石膏寒凉伤中。

四药合用,共奏辛凉宣肺,清热平喘。

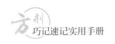

【注意事项】麻黄宜先煎去上沫。风寒实喘而内无肺热者及虚证喘逆者禁用。

柴葛解肌汤

《伤寒六书》

【方证提要】恶寒渐轻,身热增盛,无汗头痛,目疼鼻干,心烦不眠,咽干耳聋,眼眶痛,舌苔薄黄,脉浮微洪。

【辨证要点】发热重,恶寒轻,头痛,眼眶痛,鼻干,脉浮微洪。

【证型】外感风寒,郁而化热证。

【治法】解肌清热。

【处方】柴胡（6g）　干葛（9g）　甘草（3g）　黄芩（6g）羌活（3g）　白芷（3g）　芍药（6g）　桔梗（3g）（原著本方无用量）

加生姜三片、大枣二枚、石膏一钱（3g）水煎温服。

【组成巧记】本方为治疗太阳风寒未解,入里化热,初犯阳明或三阳合病之常用方,共 11 味药,温清并用,三阳同治,阳明为主,表里兼顾,重在疏泄透散。

表格记忆如下:

散阳明 1 葛根	解少阳 4 柴胡	散太阳 7 羌活
散阳明 2 白芷	解少阳 5 黄芩	宣肺祛邪 8 生姜 9 桔梗

散阳明 1 葛根	解少阳 4 柴胡	散太阳 7 羌活
清阳明 3 石膏	调和诸药 6 甘草	护阴制散 10 芍药 11 大枣

阳明个子高,少阳柴芩草,太阳唯羌活,江舟芍药枣。

柴芩草(柴胡黄芩甘草汤,治少阳本证)

对应药物:阳明葛芷膏,少阳柴芩草,太阳唯羌活,姜舟芍药枣。

阳明:葛根、白芷、石膏;

少阳:柴胡、黄芩、甘草;

太阳:羌活。

生姜、桔梗、芍药、大枣。

请默写柴葛解肌汤 11 味药:

阳明			
少阳			
太阳	唯		

【方解摘要】

葛根配白芷、石膏,清透阳明之邪热;

柴胡配黄芩、甘草,透解少阳之邪热;

羌活发散太阳之风寒;

三阳同治,阳明为主。

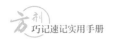

桔梗宣肺以利祛邪,合甘草利咽;

生姜发散风寒;

芍药、大枣益阴养血,既防热邪伤阴,又制疏散太过;

甘草调和药性。

【注意事项】原书本方化裁:"本经无汗,恶寒甚者,去黄芩,加麻黄。冬月宜加,春宜少,夏秋去之,加苏叶。"

升麻葛根汤

《太平惠民和剂局方》

【方证提要】麻疹初起,疹发不出,身热头痛,咳嗽,目赤流泪,口渴,舌红,苔薄而干,脉浮数。

【辨证要点】疹发不出或出而不畅,舌红,脉数。

【证型】肺胃蕴热,又感麻毒时疫。

【治法】解肌透疹。

【处方】升麻 白芍 炙甘草各十两(6g) 葛根十五两(9g)

水煎服。

【组成巧记】升葛白芍路。

对应药物:升葛白芍蕗。

升麻、葛根、白芍、甘草。

注:"蕗"为甘草的别名,故以"路"借指甘草,全书通用。

升麻葛根汤,方名含升麻葛根两药,加白芍、炙甘草。

【方解摘要】

升麻辛甘微寒,辛散透疹,清热解毒;

葛根辛甘性凉,解肌透疹,生津除热;

二药相配透达疹毒;

芍药益阴和营,以防升、葛升散太过;

炙甘草调和药性。

四药相合,共奏解肌透疹。

【注意事项】麻疹已出者禁用;疹毒内陷,气急喘咳者不宜使用。

葱豉桔梗汤

《重订通俗伤寒论》

【方证提要】头痛身热,微恶风寒,咳嗽,咽痛,口渴,舌尖红,苔薄白,脉浮数。

【辨证要点】头痛身热、咳嗽、咽痛、口渴、脉浮数。

【证型】风温初起证(风热之邪侵犯肺卫)。

【治法】疏风清热。

【处方】鲜葱白三枚至五枚(9g) 苦桔梗一钱至钱半(5g) 焦山栀二钱至三钱(6g) 淡豆豉三钱至五钱(9g) 苏薄荷一钱至钱半(5g) 青连翘一钱半至二钱(6g) 生甘草六分至八分(2g) 鲜淡竹叶三十片(3g)

水煎服。

【组成巧记】葱豉桔梗薄荷翘,山栀竹叶合甘草。辛温辛凉透邪外,清疏清泻热下导。

葱(辛温)豉(辛凉)桔梗(宣肺透邪于外),薄荷翘(清疏),山

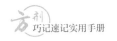

栀竹叶(清泻热下导)合甘草。

对应药物:葱白、豆豉、桔梗、薄荷、连翘;山栀、竹叶、甘草。

【方解摘要】

葱白辛温通阳,豆豉辛凉解表,二者合用,疏风散邪;

桔梗宣肺透邪,止咳利咽;

薄荷、连翘清疏风热;

山栀、竹叶清泻心肺之热,并从小便导热而去;

生甘草合桔梗以清利咽喉,又可调和诸药。

第三节　扶正解表剂

败毒散(原名人参败毒散)

《太平惠民和剂局方》

【方证提要】憎寒壮热,头项强痛,肢体酸痛,无汗,鼻塞声重,咳嗽有痰,胸膈痞满,舌苔白腻,脉浮而重按无力。

【辨证要点】恶寒发热,头身重痛,无汗,脉浮、重按无力。

【证型】气虚外感风寒湿证。

【治法】散寒祛湿,益气解表。

【处方】柴胡　炙甘草　桔梗　人参　川芎　茯苓　炒枳壳　前胡　羌活　独活各三十两(9g)

加生姜3g,薄荷2g,水煎服。

【组成巧记】强渡江河枳壳舟,伶人川兄二胡路。

释义:乘着枳壳般的小舟奋力渡江过河,乐师川兄开启了探索二胡的道路。

对应药物:羌独姜荷枳壳舟,苓人川芎二胡路。

羌活、独活、生姜、薄荷、枳壳、桔梗;茯苓、人参、川芎、柴胡、前胡、甘草。

【方解摘要】

羌活、独活,祛风散寒,除湿止痛;

柴胡解表退热;

川芎行气活血止痛;

桔梗宣肺,枳壳降气;

前胡化痰,茯苓渗湿,宽胸利气,化痰止咳;

人参扶助正气,鼓邪外出,使祛邪不伤正气,又可防邪复入;

生姜、薄荷发散表邪;

甘草调和药性,益气和中。

诸药相合,祛风散寒,除湿止痛,宽胸利气,化痰止咳。

喻嘉言又用本方治外邪陷里而成痢疾者,使陷里之邪还出表解,谓之"逆流挽舟"法。

【注意事项】阴虚外感者忌用。

参苏饮

《太平惠民和剂局方》

【方证提要】恶寒发热,无汗,头痛鼻塞,咳嗽痰白,胸脘满闷,倦怠无力,气短懒言,苔白脉弱。

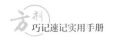

【辨证要点】恶寒发热,无汗头痛,咳痰色白,胸脘满闷,倦怠乏力,苔白,脉弱。

【证型】气虚外感,内有痰湿证。

【治法】益气解表,理气化痰。

【处方】陈皮　麸炒枳壳　桔梗　炙甘草　木香各半两(6g)半夏　紫苏叶　干葛　前胡　人参　茯苓各三分(9g)

加生姜7片,大枣1枚,水煎温服。

【组成巧记】参苏饮与温胆汤对比记忆:参苏温胆无竹茹,葛根木香舟前胡。

对应药物:人参、苏叶;陈皮、半夏、茯苓、甘草、枳壳(无竹茹)、生姜、大枣;葛根、木香、桔梗、前胡。

温胆汤、参苏饮组成比较见下表:

温胆汤	参苏饮
	人参、苏叶
陈皮、半夏、茯苓、甘草、枳实	陈皮、半夏、茯苓、甘草、枳壳
竹茹	(无竹茹)
	葛根、木香、桔梗、前胡
生姜、大枣	生姜、大枣

二陈汤、温胆汤、蒿芩清胆汤组成比较见下表:

二陈汤	温胆汤	蒿芩清胆汤
		青蒿、黄芩
橘红、半夏茯苓、甘草	陈皮、半夏茯苓、甘草	陈皮、半夏茯苓、甘草

二陈汤	温胆汤	蒿芩清胆汤
	枳实、竹茹	枳壳、竹茹
生姜、乌梅	生姜、红枣	碧玉散 （滑石、甘草、青黛）

【方解摘要】

苏叶辛温,发散表邪,宣肺宽中;

人参益气扶正,既助解表,又使表药祛邪不伤正;

温胆汤(无竹茹)理气化痰止咳;

葛根发散风寒,解肌舒筋;

木香理气宽胸;

桔梗、前胡化痰止咳。诸药相合,益气解表、理气化痰。

再造散

《伤寒六书》

【方证提要】恶寒发热,热轻寒重,无汗肢冷,倦怠嗜卧,面色苍白,语声低微,舌淡苔白,脉沉无力或浮大无力。

【辨证要点】恶寒发热,热轻寒重,无汗,肢冷倦怠,舌淡苔白,脉沉无力。

【证型】阳气虚弱,外感风寒表证。

【治法】助阳益气,解表散寒。

【处方】黄芪(6g) 人参(3g) 桂枝(3g) 甘草(1.5g)
熟附(3g) 细辛(2g) 羌活(3g) 防风(3g) 川芎(3g) 煨

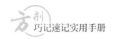

生姜（3g）（原著本方无用量）

加大枣 2 枚，炒白芍 3g，水煎服。

【组成巧记】与九味羌活汤对比记忆见下表：

九味羌活汤《此事难知》 9 味药		再造散《伤寒六书》 12 味药	
外感风寒湿邪，内有蕴热		阳气虚弱，外感风寒表证	
祛风散寒除湿，兼清里热 主以辛温，少佐寒凉 六经分治		助阳益气，解表散寒	
太阳	羌活	羌活	太阳
阳明	白芷	生姜	阳明（温胃）
少阳	川芎	川芎	少阳
太阴	苍术	大枣	太阴（滋脾）
少阴	细辛	细辛	少阴
厥阴	川芎	川芎	厥阴
祛风胜湿止痛	防风	防风	祛风胜湿止痛
清热润燥护阴	黄芩 生地	白芍	合桂调和营卫护阴
调和诸药	甘草	甘草	调和诸药
		桂枝 附子	助阳
		人参 黄芪	益气
羌芷芎，苍辛芎 生地黄芩甘草风		羌姜芎，枣辛芎 桂附参芪芍草风	

【方解摘要】参考【组成巧记】

【注意事项】血虚感寒或湿温初起者忌用。

麻黄附子细辛汤

《伤寒论》

【方证提要】发热,恶寒甚剧,其寒不解,神疲欲寐,脉沉微。

【辨证要点】恶寒重,发热轻,神疲欲寐,脉沉。

【证型】素体阳虚,外感风寒表证。

【治法】助阳解表。

【处方】麻黄二两(6g) 细辛二两(3g) 炮附子一枚,破八片(9g)

水煎服。

【组成巧记】麻黄附子细辛汤,方名含全部药物组成。

对应药物:麻黄、附子、细辛。

【方解摘要】

麻黄辛温发汗散寒解表;

制附子大辛大热,温补阳气,助麻黄鼓邪外出,防麻黄发汗伤阳;

细辛祛风散寒以助麻黄解表,鼓动阳气以协附子温阳散寒。

三药并用,外寒得散,里阳得振,为治表里俱寒、太少两感之剂。

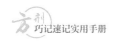

【注意事项】本方有一定毒性,不可长期大量服用,宜饭后服。

加减葳蕤汤

《重订通俗伤寒论》

【方证提要】头痛身热,微恶风寒,无汗或有汗不多,咳嗽,心烦,口渴,咽干,舌红,脉数。

【辨证要点】身热微寒,咽干口燥,舌红,苔薄白,脉数。

【证型】阴虚外感风热证。

【治法】滋阴解表。

【处方】生葳蕤二钱至三钱(9g) 生葱白二枚至三枚(6g) 桔梗一钱至钱半(4.5g) 东白薇五分至一钱(3g) 淡豆豉三钱至四钱(12g) 苏薄荷一钱至钱半(4.5g) 炙草五分(1.5g) 红枣二枚

水煎,分温再服。

【组成巧记】加减葳蕤汤对比葱豉桔梗汤见下表:

对应药物:葱白、豆豉、桔梗、薄荷、葳蕤;大枣、甘草、白薇。

葱豉桔梗汤	加减葳蕤汤
风温初起	阴虚风热
《重订伤寒通俗论》	《重订伤寒通俗论》
葱豉桔梗薄荷翘	葱豉桔梗薄荷葳
山栀竹叶合甘草	大枣甘草合白薇

【方解摘要】

葳蕤(玉竹)甘平滋润,滋阴润燥;

薄荷疏散风热、清利咽喉,为"温病宜汗解者之要药"(《医学衷中参西录》)。二者配伍,滋阴解表。

葱白、淡豆豉发表散邪;

桔梗宣肺止咳,白薇清热益阴,大枣甘润养血;

炙甘草调和药性。

诸药相伍,滋阴清热、辛凉解表。

【注意事项】外感表证无阴虚者不宜使用。

葱白七味饮

《外台秘要》

【方证提要】病后阴血亏虚,调摄不慎,感受外邪,或失血(吐血、便血、咳血、衄血)之后,复感风寒,头痛身热,微寒无汗。

【辨证要点】头痛身热,恶寒无汗兼见血虚或有失血病史。

【证型】血虚外感风寒证。

【治法】养血解表。

【处方】葱白一升(9g)　干葛六合(9g)　新豉一合(6g)　生姜二合(6g)　麦门冬六合(9g)　干地黄六合(9g)

水煎服(原书用劳水煎药)。

【组成巧记】葱豉搁姜麦地劳。

释义:做饭葱豉搁生姜,干活劳作在麦地。

对应药物:葱豉葛姜麦地劳。

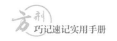

葱白、豆豉、葛根、生姜、麦冬、干地黄、劳水。

葱白七味饮系补血药与辛温解表药并用,治血虚外感风寒证;

加减葳蕤汤是补阴药与辛凉解表药合用,治阴虚外感风热证。

【方解摘要】

葱白、葛根解表散邪;

豆豉、生姜发表散邪;

麦冬、干地黄养血滋阴;

千扬劳水煎之,取劳水之味甘体轻以养脾胃。

诸药合用,发散解表,养血滋阴。

【注意事项】药后不可温覆过早,以免汗出过多。

第二章

泻下剂

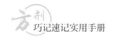
第一节 寒下剂

大承气汤

《伤寒论》

【方证提要】

1. 大便不通,频转矢气,脘腹痞满,腹痛拒按,按之硬,甚或潮热谵语,手足漐然汗出,舌苔黄燥起刺,或焦黑燥裂,脉沉实。

2. 下利清水,色纯青,其气臭秽,脐腹疼痛,按之坚硬有块,口舌干燥,脉滑实。

3. 热厥、痉病、发狂者。

【辨证要点】数日不大便,脘腹胀满疼痛,苔黄厚而干,脉沉数有力。

【证型】

1. 阳明腑实证。

2. 热结旁流证。

3. 里实热证。

【治法】峻下热结。

【处方】酒洗大黄四两(12g) 炙厚朴半斤(24g) 炙枳实五枚(12g) 芒硝三合(9g)

水煎服。先煎枳实、厚朴,后下大黄,溶服芒硝。

【组成巧记】大黄销枳朴。

释义:大黄销售枳实和厚朴。

对应药物:大黄硝枳朴。

大黄、芒硝、枳实、厚朴。

【方解摘要】

大黄苦寒泻热,攻积通便,荡涤邪热积滞;

芒硝咸寒软坚,泻热通便,助大黄峻下热结;

重用厚朴,行气消胀除满;

枳实下气开痞散结,助厚朴行气而除痞满。

本方峻下行气,通导大便,有承顺胃气下行之特点而名"承气"。

【注意事项】原方煎药时,先煮枳实、厚朴,后下大黄,汤成去滓后溶入芒硝,本方药力峻猛,应中病即止,慎勿过剂。热结不甚、年老体弱者及孕妇不宜使用。

大陷胸汤

《伤寒论》

【方证提要】心下疼痛,拒按,按之硬,或心下至少腹硬满疼痛而痛不可近,大便秘结,日晡潮热,或短气烦躁,舌上燥而渴,脉沉紧,按之有力。

【辨证要点】心下硬满而痛不可近,苔黄舌燥,脉沉。

【证型】邪热内陷,水热互结之大结胸证。

【治法】泻热逐水。

【处方】大黄六两(10g) 芒硝一升(10g) 甘遂一钱匕(1g)

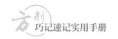

水煎,溶芒硝,冲服甘遂末。

【组成巧记】大黄销甘遂。

释义:大黄销售甘遂。

对应药物:大黄硝甘遂。

大黄、芒硝、甘遂。

大陷胸汤与大承气汤比较(有2味药相同)见下表:

大陷胸汤(3味)	大承气汤(4味)
泻热逐水	峻下热结
大黄销甘遂	大黄销枳朴
大黄硝甘遂	大黄硝枳朴
水热互结于胸腹之间,结滞在胃,故用甘遂逐饮之长	里实热结于胃肠之中,燥屎在肠,必借枳实、厚朴的推荡之力
大黄先煎以求"熟者行迟",是"治上者治宜缓"之意	大黄后下以求"生者行速"之功

大承气汤、小承气汤、调胃承气汤对比见下表:

大承气汤	小承气汤	调胃承气汤	
痞满燥实具备之阳明腑实重证	痞满实为主之阳明腑实轻证	燥实为主之阳明热结证	
峻下热结	轻下热结	缓下热结	
枳实五枚	枳实三枚		泻痞
厚朴半斤	厚朴二两		除满

续表

大承气汤	小承气汤	调胃承气汤	
芒硝三合		芒硝半升	润燥软坚
大黄四两	大黄四两	大黄四两	泻实
		炙甘草二两	和中

【方解摘要】

甘遂苦寒,泻热散结,尤善峻下泻水逐饮,《珍珠囊》言其"水结胸中,非此不能除";

大黄苦寒,荡涤胸腹之邪热;

芒硝咸寒,泻热通滞,润燥软坚。

三药相伍,共奏峻下逐水泻热之功。

【注意事项】煎药时,应先煎大黄。本方药力峻猛,中病即止,以防过剂伤正;素体虚弱者慎用。

第二节　温下剂

大黄附子汤

《金匮要略》

【方证提要】腹痛便秘,胁下偏痛,发热,畏寒肢冷,舌苔白腻,脉弦紧。

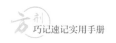

【辨证要点】腹痛便秘,手足不温,苔白腻,脉弦紧。

【证型】寒积里实证。

【治法】温里散寒,通便止痛。

【处方】大黄三两(9g) 炮附子三枚(12g) 细辛二两(3g)

水煎服。

【组成巧记】大黄附子汤,可记为大黄附子细辛汤,方名含全部药物组成,大黄,附子,细辛。(联系有麻黄附子细辛汤)

【方解摘要】

附子温里助阳,散寒止痛;

大黄通便导滞。大黄性寒与大辛大热之附子相伍,去其寒性而存走泄之性,为"去性存用"之法。

附子、大黄并用,前者温阳散寒,后者通便导滞,为温下法的常用配伍;

细辛,辛温宣通,既散寒结止痛,又助附子温里祛寒。

三药合用,温里散寒,通便止痛。

【注意事项】方中附子用量应大于大黄,"去性存用",以达温阳通下。

温脾汤

《备急千金要方》

【方证提要】便秘腹痛,脐周绞痛,手足不温,苔白不渴,脉沉弦而迟。

【辨证要点】便秘腹痛,得温则缓,倦怠少气,手足欠温,苔白,脉沉弦。

【证型】阳虚冷积证。

【治法】攻下冷积,温补脾阳。

【处方】当归三两(9g) 干姜三两(9g) 附子二两(6g) 人参二两(6g) 芒硝二两(6g) 大黄五两(15g) 甘草二两(6g)

水煎服,后下大黄。

【组成巧记】温脾汤=四逆汤+调胃承气汤+人参、当归。

四逆汤温补脾阳+调胃承气治便秘+人参当归扶正气(此四逆汤、调胃承气汤为方便记忆,根据成分归纳,各药剂量不一定与原方吻合,类似情况全书同)。

对应药物:附子、干姜、甘草;大黄、芒硝、甘草;人参、当归。

温脾汤组成见下表:

四逆汤	调胃承气汤	人参、当归
附子、干姜、甘草	大黄、芒硝、甘草	人参、当归
温补脾阳 祛散寒凝	攻下冷积	益气健脾 养血润燥 防下伤正

【方解摘要】参考【组成巧记】表格部分。

【注意事项】热结便秘、阴虚便秘忌用。

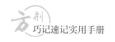

三物备急丸

《金匮要略》

【方证提要】猝然心腹胀痛,痛如锥刺,气急口噤,大便不通。

【辨证要点】猝然心腹胀痛,大便不通,苔白,脉沉实。

【证型】寒实腹痛。

【治法】攻下寒积。

【处方】大黄一两(30g) 干姜一两(30g) 巴豆去皮、心,熬,外研如脂,一两(30g)

为丸剂,成人每服0.6~1.5g,用米汤或温开水送下;若口噤不开者,用鼻饲法给药。

【组成巧记】黄豆干。

释义:黄色的豆干。

对应药物:大黄、巴豆、干姜。

【方解摘要】

巴豆辛热峻下,"开窍宣滞,去脏腑沉寒"(《本草从新》);

干姜辛温,温中散寒,助巴豆辛热峻下,攻逐冷积;

大黄,荡涤胃肠积滞。

大黄苦寒,既为巴豆、干姜辛热所制,"去性存用",又能监制巴豆辛热之毒,相反相成,《本草纲目》言巴豆得大黄则"泻人反缓"。

【注意事项】本方重在攻除冷积,服药后或吐或泻,是邪去之象,故方后云"当腹中鸣,即吐下便瘥"。若服药后不下,或下之不快,可服热粥以助药力。巴豆毒性较大,对胃肠刺激较强,当依据病情轻重选择剂量。孕妇、年老体弱者,均当慎用。若服用本方后泻下较剧烈,可以服冷粥止泻。

第三节 润下剂

麻子仁丸(又名脾约丸)

《伤寒论》

【方证提要】脾约证。大便干结,小便频数,脘腹胀痛,舌红苔黄,脉数。

【辨证要点】大便秘结,小便频数,或脘腹胀痛,舌质红,苔薄黄,脉数。

【证型】肠胃燥热,脾津不足,肠道失润证。

【治法】润肠泄热,行气通便。

【处方】麻子仁二升(20g) 芍药半斤(9g) 炙枳实半斤(9g) 大黄一斤(12g) 炙厚朴一尺(9g) 杏仁一升(10g)

药研为末,炼蜜为丸,每次 9g,每日 1~2 次,温开水送服;亦可作汤剂,水煎服。

【组成巧记】麻杏芍蜜小承气。

对应药物:麻子仁、杏仁、白芍、蜂蜜;大黄、枳实、厚朴。

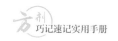

【方解摘要】

麻子仁润肠通便;

杏仁降肺润肠;

白芍养阴和里缓急;

蜂蜜润燥滑肠,调和诸药;

小承气汤(大黄、枳实、厚朴)泻热通腑;

诸药合用,使燥热去,腑气通,阴液复,脾津布,而大便自调。

【注意事项】孕妇慎用。

五仁丸

《世医得效方》

【方证提要】大便干燥,艰涩难出,以及年老或产后血虚便秘。

【辨证要点】大便秘结,口干渴饮,舌燥少津,脉细涩。

【证型】津枯便秘。

【治法】润肠通便。

【处方】麸炒桃仁　麸炒杏仁各一两(15g)　松子仁一钱二分半(9g)　柏子仁半两(5g)　炒郁李仁一钱(5g)　陈皮四两(15g)另研末

五仁研为膏,陈皮为末,炼蜜为丸,每服9g,每日1~2次,温开水送服;亦可作汤剂,水煎服。

【组成巧记】桃杏松柏李陈蜜。

对应药物:桃仁、杏仁、松子仁、柏子仁、郁李仁、陈皮、蜂蜜。

【方解摘要】

桃仁润肠通便;

杏仁降气润肠通便;

松子仁润肠通便;

柏子仁润肠通便;

郁李仁润肠通便;

陈皮理气行滞;

炼蜜为丸,助其润下之功。五仁合用,润肠通便不伤津液,用于津枯肠燥便秘。

【注意事项】桃仁、郁李仁均能活血,故孕妇慎用。

济川煎

《景岳全书》

【方证提要】大便秘结,小便清长,腰膝酸冷,舌淡苔白,脉沉迟。

【辨证要点】便秘,小便清长,腰膝酸冷,舌淡苔白,脉虚弱。

【证型】肾虚便秘。

【治法】温肾益精,润肠通便。

【处方】当归三至五钱(9~15g) 牛膝二钱(6g) 肉苁蓉二至三钱(6~9g) 泽泻一钱半(4.5g) 升麻五分至七分或一

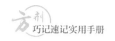
钱(1.5~3g) 枳壳一钱(3g)

水煎服。

【组成巧记】从容牛当归,泽泻枳壳升。

释义:从从容容牛当归来,大泽泻水后枳壳升起(枳壳如球浮于水面)。

对应药物:苁蓉牛当归,泽泻枳壳升。

肉苁蓉、牛膝、当归;泽泻、枳壳、升麻。

【方解摘要】

肉苁蓉咸温,入肾与大肠经,善于温补肾精、暖腰润肠(温肾润肠);

牛膝补肾壮腰,善行于下(补肾润肠);

当归养血和血,润肠通便(养血润肠);

泽泻性降,渗利泄浊(降浊);

枳壳宽肠下气助通便(下气);

升麻升举清阳,使清升浊降以助通便(升清)(对比黄龙汤之桔梗)。

诸药合用,既可温肾益精以治其本,又能润肠通便以治其标。方名"济川",意在滋润河川以行舟车。

【注意事项】原著载:"如气虚者,但加人参无碍;如有火,加黄芩;若肾虚,加熟地。"

第四节 逐水剂

十枣汤

《伤寒论》

【方证提要】

1. 悬饮。咳唾胸胁引痛,心下痞硬,干呕短气,头痛目眩,或胸背掣痛不得息,舌苔白滑,脉沉弦。

2. 水肿。一身悉肿,尤以身半以下为重,腹胀喘满,二便不利,脉沉实。

【辨证要点】咳唾胸胁引痛,或水肿腹胀,二便不利,脉沉弦。

【证型】

1. 饮停胸胁证。

2. 饮泛肢体证。

【治法】攻逐水饮。

【处方】芫花　甘遂　大戟各等分

三药研细末,或装入胶囊,每次服 0.5~1g,每日 1 次,以大枣 10 枚煎汤送服,清晨空腹服,得快下利后,糜粥自养。

【组成巧记】甘遂大戟芫花枣,联想记忆。

甘遂——遂字联经隧——善逐经隧之水饮;

大戟——兵器攻脏腑——善逐脏腑之水饮;

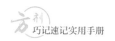

芫花——花佩戴胸前——善逐胸胁之水饮；

大枣——甘缓补中。

对应药物：甘遂、大戟、芫花、大枣。

【方解摘要】

甘遂苦寒，善行经隧之水湿；

大戟苦寒，善泻脏腑之水邪；

芫花辛温，善消胸胁伏饮痰癖。

三药峻烈，合用峻泻攻逐，可使胸腹积水迅速逐出体外。

大枣煎汤送服，益脾缓中，防止逐水伤及脾胃，并缓和诸药毒性，且寓培土制水之意。

【注意事项】本方服法乃"三药"为末，枣汤送服；"平旦"空腹服之；从小剂量始，据证递加；"得快下利后"，停后服，"糜粥自养"。因其逐水之力峻猛，只宜暂用，不可久服；孕妇忌服。

禹功散

《儒门事亲》

【方证提要】阳水。遍身水肿，腹胀喘满，大便秘结，小便不利，脉沉有力。

【辨证要点】遍身浮肿，二便不利，脉沉有力。

【证型】水湿壅盛泛溢证。

【治法】逐水通便，行气消肿。

【处方】黑牵牛四两（12g） 炒茴香一两（3g） 或加木香

一两（3g）

二药为散，每服 3g，食后临卧，以生姜汁或温开水送服；亦可作汤剂，水煎服。

【组成巧记】牵牛回乡生姜香。

对应药物：牵牛茴香生姜香。

牵牛子、小茴香、生姜、木香。

【方解摘要】

牵牛子苦寒，通利二便，逐水消痰；

小茴香、木香辛温芳香，行气止痛，助牵牛逐水通利，除牵牛寒凝碍水；

姜汁调服，利水和胃为佐药。

诸药配伍，逐水消肿，其效如大禹治水，故名"禹功散"。

【注意事项】孕妇及年老体弱者慎用。

第五节 攻补兼施剂

黄龙汤

《伤寒六书》

【方证提要】下利清水，色纯青，或大便秘结，脘腹胀满，腹痛拒按，身热口渴，神倦少气，谵语甚或循衣撮空，神昏肢厥，舌苔焦黄或焦黑，脉虚。

【辨证要点】大便秘结，或自利清水，脘腹胀痛，身热口渴，

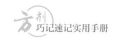
神倦少气,舌苔焦黄,脉虚。

【证型】阳明腑实,气血不足证。

【治法】攻下热结,益气养血。

【处方】大黄(9g) 芒硝(6g) 枳实(9g) 厚朴(9g) 甘草(3g) 人参(9g) 当归(6g)(原著本方无用量)

水二盅,姜三片,枣子二枚,煎之后,再入桔梗一撮,水煎服。

【组成巧记】黄龙汤=大承气汤(降)+桔梗(升)+人参、当归+生姜、大枣、甘草。

注:此"大承气汤",为方便记忆其组成而归纳,具体剂量并不一定与相应原方相同,相似处理,全书相同。

黄龙汤证治组成见下表:

阳明腑实		气血不足	
攻下热结		益气养血	
大承气汤(降)	桔梗(升)	人参 当归	生姜 大枣 甘草

【方解摘要】

大承气汤攻下热结;

桔梗宣肺气,通肠腑,与大承气性降相伍,使气机升降有序,寓"欲降先升"之理(对比济川煎中之升麻);

人参、当归益气养血,使攻下而不伤正;

生姜、大枣、甘草和中益胃。

诸药相伍,攻下热结,益气养血。

【注意事项】本方虽为攻补兼施之剂,但其攻下之力较强,使用时中病即止;孕妇忌用。

增液承气汤

《温病条辨》

【方证提要】大便秘结,下之不通,脘腹胀满,口干唇燥,舌红苔黄,脉细数。

【辨证要点】燥屎不行,下之不通,口干唇燥,苔黄,脉细数。

【证型】阳明热结阴亏证。

【治法】滋阴增液,泄热通便。

【处方】玄参一两(30g) 麦冬八钱(24g) 细生地八钱(24g) 大黄三钱(9g) 芒硝一钱五分(4.5g)

水煎服,芒硝溶服。

【组成巧记】增液汤("玄麦地":玄参、麦冬、生地)+大黄、芒硝。

对应药物:玄参、麦冬、生地;大黄、芒硝。

【方解摘要】

增液汤滋阴降火,增液润燥,"增水行舟";

大黄、芒硝泄热通便,软坚润燥。

诸药相伍,阴液得增,热结得除。

【注意事项】津液不足,无水舟停者,《温病条辨》主张先

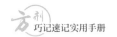

服增液汤;再不下者,再服增液承气汤。方中玄参、生地黄、麦冬用量宜重,否则难达"增水行舟"之功。本方虽为攻补兼施之剂,但方中有攻伐之大黄、芒硝,中病即止,不宜久服。

第三章

和解剂

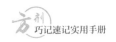
第一节　和解少阳剂

小柴胡汤

《伤寒论》

【方证提要】

1. 往来寒热,胸胁苦满,默默不欲饮食,心烦喜呕,口苦,咽干,目眩,舌苔薄白,脉弦(口苦,咽干,目眩,舌苔薄白,脉弦。为少阳本证)。

2. 经水适断,寒热发作有时。

3. 疟疾、黄疸等。

【辨证要点】往来寒热,胸胁苦满,默默不欲饮食,心烦喜呕,口苦,咽干,目眩,苔白,脉弦。

【证型】

1. 伤寒少阳证。

2. 妇人中风,热入血室。

3. 少阳证。

【治法】和解少阳。

【处方】柴胡半斤(24g)　黄芩三两(9g)　人参三两(9g)　炙甘草三两(9g)　半夏半升(9g)　生姜三两(9g)　大枣十二枚

水煎服。

【组成巧记】柴芩草,半夏生姜人参枣。

理解记忆:小柴胡汤即柴胡黄芩甘草汤(少阳本证)+夏姜(胃不和)+人参枣(脾气虚)。

柴胡、黄芩、炙甘草和解少阳(少阳本证+往来寒热,胸胁苦满,默默,心烦)。

半夏、生姜和胃降逆(喜呕)。

人参、大枣(炙甘草)益气补脾(不欲饮食)。

对应药物:柴胡、黄芩、炙甘草;半夏、生姜;人参、大枣。

【方解摘要】

柴胡苦平,透散少阳之邪;

黄芩苦寒,清泄少阳之热;

炙甘草补益中气,防黄芩苦寒损伤脾胃,且能调和诸药;

柴胡、黄芩相配伍,一散一清,解少阳之邪;

半夏、生姜和胃降逆止呕,以治少阳受邪,胆热犯胃;

人参、大枣益气补脾,既可扶正以祛邪,又能益气以拒传。

诸药相伍,和解少阳,兼和胃益脾,使邪气得解,枢机复利。

【注意事项】原方“去滓再煎”,使汤液之量更少,药性更为醇和。小柴胡汤为和解剂,服药后或不经汗出而病解,或见汗而愈。若少阳病证经误治损伤正气,或患者素体正气不足,服用本方后,可见先寒战后发热而汗出之“战汗”,属正气来复,祛邪外出之征。七或然证处理:

1. 若胸中烦而不呕,为热聚于胸,去半夏、人参,加瓜蒌清热理气宽胸;

2. 渴者,是热伤津液,去半夏,加天花粉止渴生津;

3. 腹中痛,是木来乘土,宜去黄芩,加芍药柔木缓急止痛;

4. 胁下痞硬,是瘀滞痰凝,去大枣,加牡蛎软坚散结;

5. 心下悸,小便不利,是水气凌心,宜去黄芩,加茯苓利水宁心;

6. 不渴,外有微热,是表邪仍在,宜去人参,加桂枝疏风解表;

7. 咳者,是素有肺寒留饮,宜去人参、大枣、生姜,加五味子、干姜温肺止咳。

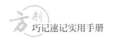

蒿芩清胆汤

《通俗伤寒论》

【方证提要】寒热如疟,寒轻热重,口苦膈闷,吐酸苦水,或呕黄涎而黏,甚则干呕呃逆,胸胁胀痛,小便黄少,舌红苔白腻,间现杂色,脉数而右滑左弦。

【辨证要点】寒热如疟,寒轻热重,胸胁胀痛,吐酸苦水,舌红苔腻,脉弦滑数。

【证型】少阳湿热痰浊证。

【治法】清胆利湿,和胃化痰。

【处方】青蒿脑钱半至二钱(4.5~6g)　淡竹茹三钱(9g)　仙半夏钱半(4.5g)　赤茯苓三钱(9g)　青子芩钱半至三钱(4.5~9g)　生枳壳钱半(4.5g)　陈广皮钱半(4.5g)　碧玉散(滑石、甘草、青黛)包,三钱(9g)

水煎服。

【组成巧记】比较中记忆。

二陈汤、温胆汤、蒿芩清胆汤三方组成比较参见参苏饮相关内容。

对应药物:青蒿、黄芩;陈皮、半夏、茯苓、甘草、枳壳、竹茹;滑石、青黛(甘草)。

【方解摘要】

青蒿苦寒芳香,既清透少阳邪热,又辟秽化浊;

黄芩苦寒,清胆,燥湿,两药相合,既可清少阳湿热,又能透邪外出;

温胆汤去姜枣,陈皮、半夏、茯苓、甘草、枳壳、竹茹,和胃降逆,清热化痰;

碧玉散清热利湿,导湿热从小便而去。

全方清胆利湿,和胃化痰。

【注意事项】脾胃虚弱者慎用。

达原饮

《温疫论》

【方证提要】憎寒壮热,或一日三次,或一日一次,发无定时,胸闷呕恶,头痛烦躁,脉数,舌边深红,舌苔垢腻,或苔白厚如积粉。

【辨证要点】憎寒壮热,舌红、苔垢腻如积粉。

【证型】瘟疫或疟疾,邪伏膜原证。

【治法】开达膜原,辟秽化浊。

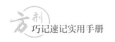

【处方】槟榔二钱（6g） 厚朴一钱（3g） 草果仁五分（1.5g） 知母一钱（3g） 芍药一钱（3g） 黄芩一钱（3g） 甘草五分（1.5g）

水煎服。

【组成巧记】宾仆果知芍琴路。

释义:宾仆果然知道芍琴路。宾仆,指宾朋仆从。

对应药物:槟朴果知芍芩蕗。

槟榔、厚朴、草果、知母、白芍、黄芩、甘草。

【方解摘要】

槟榔破滞气,消痰癖;

厚朴芳香化浊,理气祛湿;

草果辛香化浊,辟秽止呕;

以上三药气味辛烈,可达膜原,逐邪外出;

知母、白芍清热滋阴,治疫毒化火伤阴,防辛燥药物耗散阴津;

黄芩苦寒,清热燥湿;

生甘草清热解毒,又可调和诸药。

全方合用,化秽浊,清热毒,将邪气逐离膜原。

【注意事项】如兼胁痛、耳聋、寒热、呕而口苦,此邪热溢于少阳经,本方加柴胡以引经;如兼腰背项痛,此邪热溢于太阳经,本方加羌活以引经;如兼目痛、眉棱骨痛、眼眶痛、鼻干、不眠,此邪热溢于阳明经,本方加葛根以引经。

第二节 调和肝脾剂

四逆散

《伤寒论》

【方证提要】

1. 手足不温,或腹痛,或泄利下重,脉弦。

2. 胁肋胀痛,脘腹疼痛,脉弦。

【辨证要点】手足不温,或胁肋、脘腹疼痛,脉弦。

【证型】

1. 阳郁厥逆证。

2. 肝脾不和证。

【治法】透邪解郁,疏肝理脾。

【处方】炙甘草　炙枳实　柴胡　芍药各十分(各 6g)

水煎服。

【组成巧记】柴芍枳实草(见下表)。

对应药物:柴胡、白芍、枳实、甘草。

柴胡　升 疏肝	白芍 柔肝
枳实　降	甘草

【方解摘要】

柴胡升发阳气,疏肝解郁,透邪外出;

白芍敛阴养血柔肝;

柴胡、白芍相伍,恰合肝体阴用阳之性,为疏肝法之基本配伍;

枳实理气解郁,泄热破结;

柴胡、枳实相配,一升一降,调畅气机;

甘草调和诸药,益脾和中。

四药配伍,透邪解郁,疏肝理脾。

【注意事项】阴阳偏盛之寒厥和热厥忌用。原书载:"咳者,加五味子、干姜各五分,并主下利;悸者,加桂枝五分;小便不利者,加茯苓五分;腹中痛者,加附子一枚,炮令坼;泄利下重者,先以水五升,煮薤白三升,煮取三升,去滓,以散三方寸匕内汤中,煮取一升半,分温再服。"可资临证参佐。

逍遥散

《太平惠民和剂局方》

【方证提要】两胁作痛,头痛目眩,口燥咽干,神疲食少,或往来寒热,或月经不调,乳房胀痛,脉弦而虚。

【辨证要点】两胁作痛,神疲食少,月经不调,脉弦而虚。

【证型】肝郁血虚脾弱证。

【治法】疏肝解郁,养血健脾。

【处方】炙甘草半两(4.5g) 当归 茯苓 芍药 白术

柴胡各一两(各9g)

加生姜3片,薄荷6g,水煎服;丸剂,每服6~9g,日服2次。

【组成巧记】柴胡薄荷当归芍,生姜白术茯苓草(见下表)。

逍遥散=四逆散+当归芍药散-枳实(行气)-川芎(活血)-泽泻(利水)+生姜+薄荷

四逆散:柴胡、白芍、枳实、甘草。

当归芍药散:当归、白芍、川芎、白术、茯苓、泽泻。

对应药物:柴胡、薄荷;当归、白芍;生姜;白术、茯苓、甘草。

柴胡、薄荷	当归、白芍	生姜、白术、茯苓、甘草
疏肝解郁	养血	健脾

【方解摘要】

柴胡疏肝解郁,引药入肝;

薄荷少许,疏肝解郁清热;

当归甘辛苦温,养血和血;

白芍酸苦微寒,养血敛阴,柔肝缓急,归、芍与柴胡同用,补肝体而和肝用;

烧生姜和胃降逆,辛散达郁;

白术、茯苓、甘草健脾益气,以御木乘,并能生化营血,甘草尚能调和药性。

全方疏肝解郁,养血健脾,为调肝养血健脾之名方。

【注意事项】阴虚阳亢者慎用。

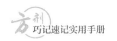

痛泻要方

《丹溪心法》

【方证提要】肠鸣腹痛,大便泄泻,泻必腹痛,泻后痛缓,舌苔薄白,脉两关不调,左弦而右缓者。

【辨证要点】肠鸣腹痛,大便泄泻,泻必腹痛,泻后痛缓,左关脉弦而右关脉缓。

【证型】脾虚肝郁之痛泻。

【治法】补脾柔肝,祛湿止泻。

【处方】炒白术三两(9g)　炒芍药二两(6g)　炒陈皮两半(4.5g)　防风一两(3g)

水煎服。

【组成巧记】晨风逐芍。

释义:晨风追逐白芍。

对应药物:陈风术芍。

陈皮、防风、白术、白芍。

【方解摘要】

白术健脾燥湿温中;

白芍柔肝缓急止痛;

陈皮燥湿醒脾,气行止痛;

防风散肝舒脾,胜湿止泻,且为脾经引经要药(东垣曰:若补脾胃,非此引用不能行)。

四药相合,健脾柔肝,止痛泻。

【注意事项】湿热泻痢者忌用。

第三节　调和寒热剂

半夏泻心汤

《伤寒论》

【方证提要】心下痞，但满而不痛，或呕吐，肠鸣下利，舌苔腻而微黄。

【辨证要点】心下痞满，呕吐泻利，苔腻微黄。

【证型】寒热互结之痞证。

【治法】寒热平调，散结除痞。

【处方】半夏半升（12g）　黄芩　干姜　人参各三两（各9g）　黄连一两（3g）　大枣十二枚（4枚）　炙甘草三两（9g）

水煎服。

【组成巧记】小柴胡汤、半夏泻心汤组成比较见下表：

理解记忆：少阳证误下后，少阳邪热完全内陷入胃肠之中，出现心下痞，呕吐，肠鸣下利等三大常见主证，心下痞为最重要的主证。故小柴胡汤去柴胡、生姜加干姜、黄连而成半夏泻心汤治之（柴胡、生姜辛散透邪，但少阳邪热已完全内陷入胃肠之中，不可再强行透邪）。

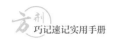

小柴胡汤	柴胡、黄芩、炙甘草	半夏、生姜、人参、大枣
半夏泻心汤	=小柴胡汤-柴胡、生姜+黄连、干姜	
半夏泻心汤	黄连、黄芩、炙甘草	半夏、干姜、人参、大枣

小柴胡汤可速记为:柴芩草,半夏生姜人参枣。

半夏泻心汤速记为:连芩草,半夏干姜人参枣。

对应药物:黄连、黄芩、炙甘草;半夏、干姜;人参、大枣。

【方解摘要】

半夏消痞散结,降逆止呕;

干姜温中散寒,止呕止利;

黄芩、黄连合用泄热开痞,清热燥湿止泻;

夏姜芩连同用,寒热平调,辛开苦降;

人参、炙甘草、大枣甘温益气,补脾和中,炙甘草尚调和诸药。

诸药相伍,寒热平调,散结除痞,痞满呕利自愈。

【注意事项】脾胃阴虚者忌用。

第四章

清热剂

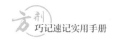

第一节　清气分热剂

白虎汤

《伤寒论》

【方证提要】壮热面赤,烦渴引饮,汗出恶热,脉洪大有力。

【辨证要点】身大热,汗大出,口大渴,脉洪大。

【证型】气分热盛证。

【治法】清热生津。

【处方】石膏一斤(50g)　知母六两(18g)　炙甘草二两(6g)　粳米六合(9g)

水煎,米熟汤成,温服。

【组成巧记】高母迷路。

对应药物:膏母米蕗。

石膏、知母、粳米、甘草。

【方解摘要】

石膏清气分大热,除烦止渴;

知母清气分之热,滋阴润燥,除烦止渴;

石膏、知母相伍,清热除烦、生津止渴擅治气分大热;

粳米、炙甘草益胃生津,防石膏、知母大寒伤中;

炙甘草兼以调和诸药。

四药配伍,清热除烦、生津止渴。为治疗伤寒阳明经证,或温病气分热盛证之基础方。

【注意事项】"伤寒脉浮，发热无汗，其表不解者，不可与白虎汤。"(《伤寒论·辨太阳病脉证并治》)"白虎本为达热出表，若其人脉浮弦而细者，不可与也；脉沉者，不可与也；不渴者，不可与也；汗不出者，不可与也。常须识此，勿令误也。"(《温病条辨》)。

竹叶石膏汤

《伤寒论》

【方证提要】身热多汗，心胸烦闷，气逆欲呕，口干喜饮，虚羸少气，或虚烦不寐，舌红苔少，脉虚数。

【辨证要点】身热多汗，气逆欲呕，烦渴喜饮，舌红少津，脉虚数。

【证型】伤寒、温病、暑病余热未清，气阴两伤证。

【治法】清热生津，益气和胃。

【处方】竹叶二把（6g）　石膏一斤（50g）　半夏半升（9g）麦门冬一升（20g）　人参二两（6g）　炙甘草二两（6g）　粳米半升（10g）

水煎服。

【组成巧记】竹高迷路人冬夏。

竹叶石膏汤，取方名中"竹膏"开头。

释义：竹子长得很高，人们在冬天、夏天都容易迷路。

对应药物：竹膏米蔗人冬夏。

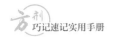

竹叶、石膏、粳米、甘草；人参、麦冬、半夏。

理解记忆：本方由白虎汤去知母，加竹叶、人参、麦冬、半夏组成。

气分热盛用白虎汤清热生津，除烦止渴；

热病后期余热未清，去大寒且滑肠之知母，换为质轻力柔，清热泻火之竹叶；

热病后期气阴两伤，故加人参益气、麦冬养阴；

另外热病后期无论是寒药损伤或是余热扰胃，常见胃失和降，气逆欲吐，加半夏降逆止呕。

正如《医宗金鉴》所言："以大寒之剂，易为清补之方。"热病后期，大寒的白虎汤，改为清补的竹叶石膏汤。

【方解摘要】

石膏清热生津，除烦止渴；

竹叶清热除烦；

人参、麦冬益气养阴，清热生津；

半夏降逆和胃止呕，其性虽温，但与倍量之麦冬相伍，去温燥之性存降逆之用，且亦使人参、麦冬补而不滞；

粳米、炙甘草养胃和中，炙甘草尚能调和诸药。

诸药相伍，清解余热，益气养阴，和胃止呕。

第二节 清营凉血剂

清营汤

《温病条辨》

【方证提要】身热夜甚,神烦少寐,时有谵语,目常喜开或喜闭,口渴或不渴,斑疹隐隐,脉细数,舌绛而干。

【辨证要点】身热夜甚,神烦少寐,斑疹隐隐,舌绛而干,脉数。

【证型】热入营分证。

【治法】清营解毒,透热养阴。

【处方】犀角三钱(水牛角代,30g) 生地黄五钱(15g) 元参三钱(9g) 竹叶心一钱(3g) 麦冬三钱(9g) 丹参二钱(6g) 黄连一钱五分(5g) 银花三钱(9g) 连翘二钱(6g)

作汤剂,水牛角镑片先煎,后下余药。

【组成巧记】犀牛增液丹花俏,竹叶黄连营热消。

释义:犀牛增液(浇水)使丹花俏丽,应用竹叶黄连可使营热消除。

对应药物:犀牛增液丹花翘;竹叶黄连营热消。

犀牛角;玄参、麦冬、生地;丹参、银花、连翘;竹叶、黄连。

【方解摘要】

犀角苦咸寒(现用水牛角代)清解营分之热毒;

玄参、麦冬、生地黄三药(即增液汤),既可甘寒养阴增液,又

可助犀角清营凉血解毒;

增液汤与犀角合用,清营热、养营阴,祛邪扶正;

银花、连翘清热解毒,轻清透泄,促使营分热邪向外从气分透泄而解,此即叶桂所云"入营犹可透热转气";

竹叶清心除烦;

黄连清心解毒;

丹参清热凉血,活血散瘀,可防热血互结,深陷血分。

诸药相伍,清营养阴透热。

【注意事项】本方为"透热转气"法之代表方,为治疗热邪初入营分之常用方。应用本方尤当注重舌诊,以舌绛而干为要。原著有:"舌白滑者,不可与也。"其自注又有"舌白滑,不惟热重,湿亦重矣,湿重忌柔润药",提醒防止用药滋腻,助湿留邪。

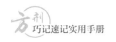

《外台秘要》

【方证提要】身热谵语,斑色紫黑,或吐血、衄血、便血、尿血,舌深绛起刺,脉数;或喜忘如狂,或漱水不欲咽,或大便色黑易解。

【辨证要点】各种失血,斑色紫黑,神昏谵语,身热舌绛。

【证型】热入血分证。

【治法】清热解毒,凉血散瘀。

【处方】芍药三分(9g) 地黄半斤(24g) 丹皮一两(12g)犀角屑一两(水牛角代,30g)

作汤剂,水煎服,水牛角镑片先煎,余药后下。

【组成巧记】犀地牡丹芍。

释义:犀地这个地方的牡丹与芍药。

犀角地黄汤共四味药,方名已含两味,犀角、生地,另两味是牡丹皮、芍药。牡丹、芍药都是名花。庭前芍药妖无格,池上芙蕖净少情。唯有牡丹真国色,花开时节动京城(唐·刘禹锡《赏牡丹》)。此诗描写了芍药和牡丹,并以芍药衬托牡丹。

对应药物:犀角、生地、牡丹皮、芍药。

【方解摘要】

犀角(现用水牛角代)苦咸寒,清心凉血解毒。

生地黄甘苦寒,清热凉血养阴;

犀角、生地相伍,主清血热,兼固阴液;

芍药、丹皮,清热凉血,活血散瘀。

四药相配,共成清热解毒、凉血散瘀。

【注意事项】本方为治疗温热病热入血分证之基础方。原著中加减:"有热如狂者,加黄芩二两;其人脉大来迟,腹不满,自言满者,为无热,不用黄芩。"

第三节　清热解毒剂

黄连解毒汤

《外台秘要》

【方证提要】大热烦躁,口燥咽干,错语不眠;或热病吐血、

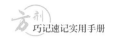
衄血;或热甚发斑,或身热下痢,或湿热黄疸;或外科痈疡疔毒,
小便黄赤,舌红苔黄,脉数有力。

【辨证要点】大热烦躁,口燥咽干,舌红苔黄,脉数有力。

【证型】三焦火毒热盛证。

【治法】泻火解毒。

【处方】黄连三两(9g)　黄芩　黄柏各二两(各6g)　栀子
十四枚(9g)

水煎服。

【组成巧记】表格记忆法:芩、连、柏分别对应上、中、下焦,
栀子对应三焦。

对应药物:黄芩、黄连、黄柏、栀子。

黄连解毒汤三焦火毒热盛证。

上焦	黄芩	清上焦火	栀子
	黄连	清上焦心火	清泻三焦
中焦	黄连	清中焦火	导热下行
下焦	黄柏	泻下焦火	

【方解摘要】

黄连既入上焦以清泻心火,《素问·至真要大论》中"诸痛
痒疮,皆属于心",故心火宁,助降诸经之火;又入中焦,泻中焦
之火。

黄芩清上焦之火;

黄柏泻下焦之火;

栀子清泻三焦之火,导热下行。

诸药相伍,共奏泻火解毒。

根据《素问·至真要大论》中"诸痛痒疮,皆属于心"之论,本方对于热毒壅聚肌腠之痈肿疔毒,亦可泻心火、解热毒而治之。

【注意事项】本方为"苦寒直折"法之代表方,清热解毒之基础方。本方大苦大寒,久服、过服易伤脾胃,故非火盛者不宜使用。

凉膈散

《太平惠民和剂局方》

【方证提要】烦躁口渴,面赤唇焦,胸膈烦热,口舌生疮,睡卧不宁,谵语狂妄,或咽痛吐衄,便秘溲赤,或大便不畅,舌红苔黄,脉滑数。

【辨证要点】胸膈烦热,面赤唇焦,烦躁口渴,舌红苔黄,脉数。

【证型】上中二焦火热证。

【治法】泻火通便,清上泄下。

【处方】川大黄 朴硝 炙甘草各二十两(各12g) 山栀子仁 薄荷叶 黄芩各十两(各6g) 连翘二斤半(25g)

上药共为粗末,每服6~12g,加竹叶3g,蜜少许,水煎服;亦作汤剂,加竹叶3g,水煎服。

【组成巧记】俏琴山栀薄竹清,调胃承气下白蜜。

释义:在俏美的琴声中,山栀子、薄薄的竹叶都显得十分清

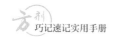

凉,调胃承气加上白蜜可以通下清火。

对应药物:翘芩山栀薄竹(清),调胃承气(下)白蜜。

连翘、黄芩、山栀、薄荷、竹叶;大黄、芒硝、甘草、白蜜。

以下两张表格,分别为凉膈散与黄连解毒汤的组成与功效。

凉膈散主上中二焦火热证。

凉膈散的组成与功效见下表:

上焦	连翘、黄芩、薄荷、竹叶 清上焦火	
中焦	调胃承气汤(黄硝草) 白蜜 清中焦火、以泻代清	栀子 清泻三焦 导热下行
下焦		

黄连解毒汤的组成与功效见下表:

上焦	黄芩 清上焦火 黄连 清上焦心火	
中焦	黄连 清中焦火	栀子 清泻三焦 导热下行
下焦	黄柏 泻下焦火	

俏琴山栀薄竹清,调胃承气下白蜜(凉膈散)。

麻膏荆芥防风汗,调胃承气下六一。

俏琴山栀薄舟清,芎归芍术草姜益(防风通圣散)。

防风通圣丸药多,动用了"舟",凉膈散用"竹"。

【方解摘要】参考【组成巧记】表格部分。

【注意事项】本方重在清泄胸膈之热,即使无大便秘结,但胸膈灼热如焚者，亦可选用。

普济消毒饮（原名普济消毒饮子）

《东垣试效方》

【方证提要】恶寒发热，头面红肿焮痛，目不能开，咽喉不利，舌燥口渴，舌红苔白兼黄，脉浮数有力。

【辨证要点】头面红肿焮痛，恶寒发热，舌红苔白兼黄，脉浮数。

【证型】风热疫毒上攻所致大头瘟。

【治法】清热解毒，疏风散邪。

【处方】黄芩　黄连各半两（各 15g）　人参三钱（9g）　橘红去白　玄参　生甘草各二钱（各 6g）　连翘　鼠黏子　板蓝根　马勃各一钱（各 3g）　炒白僵蚕七分（2g）　升麻七分（2g）　柴胡二钱（6g）　桔梗二钱（6g）

水煎服。

【组成巧记】琴连柴升缰牛俏，玄马蓝舟路人陈。

释义：琴声连绵，灌木丛如烟般轻盈地升起，系着缰绳的牛儿俏美，还有黑色的大马，蓝色的小舟，陈姓的路人。

对应药物：芩连柴升僵牛翘，玄马蓝舟蕗人陈。

黄芩、黄连、柴胡、升麻、白僵蚕、牛蒡子、连翘；玄参、马勃、板蓝根、桔梗、甘草、人参、陈皮。

【方解摘要】

黄芩、黄连清热泻火解毒，祛上焦头面热毒；

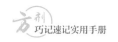

柴胡、升麻疏散风热,引药上行,散泄头面风热疫毒,寓"火郁发之";

白僵蚕、牛蒡子、连翘辛凉疏散头面风热,兼清热解毒;

玄参、马勃、板蓝根清热解毒利咽;

桔梗、甘草清利咽喉,且桔梗载药上行以助升、柴之力,生甘草尚调和药性;

人参补气生津,扶正祛邪;

陈皮理气疏壅,以助散邪消肿。

诸药配伍,清热解毒、疏风散邪。

【注意事项】《东垣试效方》论"时毒治验"中,称本方"或加防风、薄荷、川芎、当归""如大便硬,加酒煨大黄一钱或二钱以利之"。

第四节 气血两清剂

清瘟败毒饮

《疫疹一得》

【方证提要】大热渴饮,头痛如劈,干呕狂躁,谵语神昏;或发斑疹,或吐血、衄血;四肢或抽搐,或厥逆;舌绛唇焦,脉沉细而数,或沉数,或浮大而数。

【辨证要点】大热渴饮,头痛如劈,干呕狂躁,谵语神昏,或吐衄发斑,舌绛唇焦,脉数。

【证型】瘟疫热毒,气血两燔证。

【治法】清热解毒,凉血泻火。

【处方】生石膏大剂六两至八两(180~240g) 中剂二两至四两(60~120g) 小剂八钱至一两二钱(24~36g) 小生地大剂六钱至一两(18~30g) 中剂三钱至五钱(9~15g) 小剂二钱至四钱(6~12g) 乌犀角(水牛角代)大剂六钱至八钱(18~24g) 中剂三钱至四钱(9~12g) 小剂二钱至四钱(6~12g) 真川连大剂四钱至六钱(18~24g) 中剂二钱至四钱(6~12g) 小剂一钱至钱半(3~4.5g) 生栀子 桔梗 黄芩 知母 赤芍 玄参 连翘 竹叶 甘草 丹皮(各6g)(以上十味,原著本方无用量)

水煎服。

【组成巧记】清瘟败毒饮由以下方药(白虎黄连犀地舟)组成:

白虎汤(去粳米加翘竹):膏母米蕗,去粳米加翘竹。

黄连解毒汤(去黄柏):芩连柏栀,去黄柏。

犀角地黄汤(用赤芍加玄参):犀地牡丹芍,加玄参。芍:清瘟败毒饮中用赤芍。

桔梗(舟):"载药上行"。

对应药物:石膏、知母、甘草、连翘、竹叶;黄连、黄芩、栀子;犀角、生地黄、赤芍、丹皮、玄参;桔梗。

参见下表:

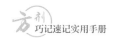

清瘟败毒饮 清热解毒 凉血泻火	白虎汤	黄连解毒汤	犀角地黄汤	瘟疫热毒 气血两燔
	去粳米 加翘竹	去黄柏	用赤芍 加玄参	

舟——桔梗

【方解摘要】

白虎汤（去粳米加连翘、竹叶），石膏、知母、甘草、连翘、竹叶共用清气生津；

黄连解毒汤（去黄柏），黄连、黄芩、栀子同用，清泻三焦；

犀角地黄汤（加玄参），犀角（现用水牛角代）、生地黄、赤芍、丹皮、玄参合用，清热解毒、凉血散瘀；

桔梗则可"载药上行"，清上炎之火。

诸药相伍，气血两清、清瘟败毒。

【注意事项】原著强调临证应根据疫毒轻重，斟酌药物用量，若"六脉沉细而数，即用大剂；沉而数者，用中剂；浮大而数者，用小剂"；另"如斑一出，即用大青叶，量加升麻四五分，引毒外透，此内化外解，浊降清升之法"。

第五节　清脏腑热剂

导赤散

《小儿药证直诀》

【方证提要】心胸烦热，口渴面赤，意欲冷饮，以及口舌生疮;或心热移于小肠,小便赤涩刺痛,舌红,脉数。

【辨证要点】心胸烦热,口渴,口舌生疮或小便赤涩,舌红脉数。

【证型】心经火热证。

【治法】清心利水养阴。

【处方】生地黄　木通　生甘草梢各等分(各6g)　竹叶3g

水煎服。

【组成巧记】生地牧童捎竹叶。

释义:生地的牧童捎来了竹叶。

对应药物:生地木通梢竹叶。

生地、木通、生甘草梢、竹叶。

【方解摘要】

生地甘凉而润,滋阴液,清心火;

木通苦寒,上清心经之火,下导小肠之热,生地、木通相配,清心利水不伤阴;

竹叶甘淡寒,清心除烦,生津利尿,导心火下行;

生甘草梢清热解毒,并能调和诸药。

四药合用,清热利水养阴。

《医宗金鉴》云:"赤色属心,导赤者,导心经之热从小便而出……故名导赤散。"

【注意事项】本方为清心经火热常用方,临证应用时,应据成人、小儿及火热虚实差异,相应增减生地、木通的用量。

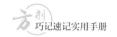
龙胆泻肝汤

《医方集解》

【方证提要】

1. 头痛目赤,胁痛,口苦,耳聋,耳肿,舌红苔黄,脉弦数有力。

2. 阴肿,阴痒,筋痿,阴汗,小便淋浊,或妇女带下黄臭,舌红苔黄腻,脉弦数有力。

【辨证要点】口苦溺赤,舌红苔黄,脉弦数有力。

【证型】

1. 肝胆实火上炎证。

2. 肝经湿热下注证。

【治法】清泻肝胆实火,清利肝经湿热。

【处方】酒炒龙胆草(6g) 酒炒栀子(9g) 柴胡(6g) 炒黄芩(9g) 生甘草(6g) 酒炒生地黄(9g) 酒洗当归(3g) 泽泻(12g) 木通(6g) 车前子(9g)(原著本方无用量)

水煎服;亦可制成丸剂,每服 6~9g,日二次,温开水送服。

【组成巧记】龙胆山栀柴芩路,生地当归择木车。

释义:龙胆草和山栀子在柴芩路上美丽地盛开,选择乘坐木车,从生地归来吧!

对应药物:龙胆山栀(泻)柴芩蕗(清),生地当归(养)泽木车(利)。

龙胆草、栀子;柴胡、黄芩、甘草;生地、当归;泽泻、木通、车前子。

【方解摘要】

龙胆草、栀子苦寒,泻肝胆实火,利肝胆湿热;

柴胡、黄芩入肝胆经,疏泄清利肝胆;

甘草调和诸药,护胃安中;

生地、当归养血滋阴,护阴血不伤,与柴胡相配适肝体阴用阳之性;

泽泻、木通、车前子渗湿泄热,从水道渗泻肝经湿热。

【注意事项】本方苦寒清利,不宜久服。

左金丸

《丹溪心法》

【方证提要】胁肋疼痛,嘈杂吞酸,呕吐口苦,舌红苔黄,脉弦数。

【辨证要点】呕吐吞酸,胁痛口苦,舌红苔黄,脉弦数。

【证型】肝火犯胃证。

【治法】清泻肝火,降逆止呕。

【处方】黄连六两(18g)　吴茱萸一两(3g)　上药为末,水丸或蒸饼为丸,白汤下五十丸(6g)

为末,水泛为丸,每服3~6g,一日2次,温开水送服;亦可作汤剂,水煎服。

【组成巧记】本方《医方集解》名萸连丸。

对应药物:黄连、吴茱萸,六比一。

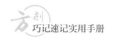

【方解摘要】

黄连用量为吴茱萸六倍,一与吴茱萸相伍,入肝经、清肝火;二清胃热;三泻心火,既有"实则泻其子"之意,又有佐金平木之意。

吴茱萸辛热,主入肝经,辛开肝郁,苦降胃逆,既可助黄连和胃降逆,又能制黄连之寒,并可引黄连入肝经。

两者合用清泻肝火,降逆止呕。

泻白散

《小儿药证直诀》

【方证提要】气喘咳嗽,皮肤蒸热,日晡尤甚,舌红苔黄,脉细数。

【辨证要点】咳喘气急,皮肤蒸热,舌红苔黄,脉细数。

【证型】肺热喘咳证。

【治法】清泻肺热,止咳平喘。

【处方】炒地骨皮　炒桑白皮各一两(各30g)　炙甘草一钱(3g)　粳米一撮

水煎服。

【组成巧记】桑地迷路。

释义:桑地里迷路。

对应药物:桑地米蔗。

桑白皮、地骨皮、粳米、甘草。

【方解摘要】

桑白皮甘寒入肺,善清肺热,泻肺气,平喘咳;

地骨皮甘寒入肺,清降肺中伏火;

炙甘草、粳米养胃和中,培土生金,兼调药性。

四药合用,清泻肺热,止咳平喘。

清胃散

《脾胃论》

【方证提要】牙痛牵引头疼,面颊发热,其齿喜冷恶热,或牙宣出血,或牙龈红肿溃烂,或唇舌腮颊肿痛,口气热臭,口干舌燥,舌红苔黄,脉滑数。

【辨证要点】牙痛牵引头痛,口气热臭,舌红苔黄,脉滑数。

【证型】胃火牙痛。

【治法】清胃凉血。

【处方】生地黄　当归身各三分(各6g)　牡丹皮半钱(6g)黄连六分,夏月倍之,大抵黄连临时增减无定(9g)　升麻一钱(6g)

水煎服。

【组成巧记】连升生地牡丹归。

释义:形容古代官运亨通,花开富贵。

对应药物:黄连、升麻、生地、牡丹皮、当归。

【方解摘要】

黄连苦寒泻胃火。

升麻,一可清热解毒,以治胃火牙痛;二能升清透发,宣达伏火,有"火郁发之"之功;三可引经。

生地、丹皮、当归清热凉血,滋阴养血,活血止痛。

诸药合用,清胃凉血止痛。

玉女煎

《景岳全书》

【方证提要】头痛,牙痛,齿松牙衄,烦热干渴,舌红苔黄而干。亦治消渴,消谷善饥等。

【辨证要点】牙痛齿松,烦热干渴,舌红苔黄而干。

【证型】胃热阴虚证。

【治法】清胃热,滋肾阴。

【处方】石膏三至五钱(9~15g) 熟地三至五钱或一两(9~30g) 麦冬二钱(6g) 知母 牛膝各一钱半(5g)

水煎服。

【组成巧记】高母熟地卖牛膝。

释义:高母在熟地卖牛膝。

对应药物:膏母熟地麦牛膝。

石膏、知母、熟地、麦冬、牛膝。

【方解摘要】

石膏辛甘大寒,善清胃热而兼生津止渴;

熟地滋补肾阴,石膏、熟地相伍,清热滋阴;

知母,一助石膏清胃热而止烦渴,二助熟地黄滋补肾阴;

麦门冬清热养阴,生津润胃;

牛膝引热下行,补益肝肾;

诸药配伍,清胃热、滋肾阴。

【注意事项】原方后注"若大便溏泄者,乃非所宜"。

芍药汤

《素问病机气宜保命集》

【方证提要】腹痛,便脓血,赤白相兼,里急后重,肛门灼热,小便短赤,舌苔黄腻,脉弦数。

【辨证要点】以痢下赤白,腹痛里急,苔腻微黄。

【证型】湿热痢疾。

【治法】清热燥湿,调气和血。

【处方】芍药一两(30g)　当归　黄连各半两(各15g)　槟榔　木香　炙甘草,各二钱(各6g)　大黄三钱(6g)　黄芩半两(9g)　官桂二钱半(5g)

水煎服。

【组成巧记】芩连黄,归芍路,香槟贵。

释义:芩连黄,归芍路,香槟贵。

芩	归	香
连	芍	槟
黄	路	贵

对应药物:芩连黄,归芍蕗,香槟桂。

黄芩、黄连、大黄;当归、芍药、甘草;木香、槟榔、肉桂。

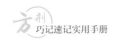
【方解摘要】

黄芩、黄连苦寒,擅清大肠湿热热毒;

大黄苦寒沉降,泻下通腑,导湿热积滞从大便而去,为"通因通用"之法;

当归、芍药养血活血、缓急止痛,体现"行血则便脓自愈",且可防湿热邪毒耗伤营血;

炙甘草和中调药,与芍药相配,缓急止痛;

木香、槟榔行气导滞,体现"调气则后重自除";

肉桂温热,入少量,既可助归、芍和血,又能制芩、连苦寒。

诸药合用,清热燥湿,调气和血。

【注意事项】原方后注"如血痢,则渐加大黄;如汗后脏毒,加黄柏半两,依前服"。

白头翁汤

《伤寒论》

【方证提要】下痢脓血,赤多白少,腹痛,里急后重,肛门灼热,渴欲饮水,舌红苔黄,脉弦数。

【辨证要点】下痢赤多白少,腹痛,里急后重,舌红苔黄,脉弦数。

【证型】热毒痢疾。

【治法】清热解毒,凉血止痢。

【处方】白头翁二两(15g)　黄柏三两(9g)　黄连三两(9g)　秦皮三两(9g)

水煎服。

【组成巧记】连柏秦皮白头翁。

释义:连柏是穿秦国皮甲的白头翁。

对应药物:黄连、黄柏、秦皮、白头翁。

【方解摘要】

白头翁苦寒,入"阳明血分",清热解毒、凉血止痢;

秦皮清热解毒、收涩止痢;

黄连清热燥湿,泻火解毒,为治痢要药;

黄柏清下焦湿热,连、柏助白头翁清热解毒、燥湿止痢。

四药合用,清热解毒、凉血止痢。

【注意事项】本方苦寒,脾胃虚寒者慎用。

第六节　清虚热剂

青蒿鳖甲汤

《温病条辨》

【方证提要】夜热早凉,热退无汗,舌红苔少,脉细数。

【辨证要点】夜热早凉,热退无汗,舌红少苔,脉细数。

【证型】温病后期,邪伏阴分证。

【治法】养阴透热。

【处方】青蒿二钱(6g)　鳖甲五钱(15g)　细生地四钱
(12g)　知母二钱(6g)　丹皮三钱(9g)

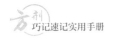

水煎服。

【组成巧记】轻别知母牡丹地。

诗意:轻轻作别了知母,在牡丹盛开的地方。

对比:"当时轻别意中人,山长水远知何处。"《踏莎行·碧海无波》(北宋·晏殊)

对应药物:青鳖知母牡丹地。

青蒿、鳖甲、知母、牡丹、生地。

【方解摘要】

青蒿苦辛而寒,清热透络,引邪外出;

鳖甲咸寒,直入阴分,滋阴退热;

两药相配,清透阴分伏热。如吴瑭自释:"此方有先入后出之妙,青蒿不能直入阴分,有鳖甲领之入也;鳖甲不能独出阳分,有青蒿领之出也。"

知母苦寒质润,滋阴降火;

生地甘寒,滋阴凉血,协知母共助鳖甲以养阴退虚热;

丹皮凉血,以助青蒿清透阴分伏热;

诸药合用,养阴透热。

【注意事项】青蒿不耐高温,入汤剂宜后下。阴虚欲做抽搐者,不宜使用本方。

清骨散

《证治准绳》

【方证提要】骨蒸潮热,或低热日久不退,形体消瘦,唇红颧赤,困倦盗汗,或口渴心烦,舌红少苔,脉细数。

【辨证要点】骨蒸潮热,形瘦盗汗,舌红少苔,脉细数。

【证型】肝肾阴虚,虚火内扰证。

【治法】清虚热,退骨蒸。

【处方】银柴胡一钱五分(5g)　胡黄连　秦艽　醋炙鳖甲　地骨皮　青蒿　知母各一钱(各3g)　甘草五分(2g)
水煎服。

【组成巧记】轻别知母秦郊路,地骨胡连银柴湖。

释义:秦郊路上轻轻作别知母,银柴湖边的石头胡乱相连。
(离别让人心乱如麻)。地骨:石头。

对应药物:青鳖知母秦艽蔌,地骨胡连银柴胡。

青蒿、鳖甲、知母、秦艽、甘草;地骨皮、胡黄连、银柴胡。

【方解摘要】

银柴胡甘苦微寒,直入阴分,清热凉血,善退虚劳骨蒸劳;

胡黄连入血分而清虚热;

知母滋阴泻火以退虚热;

地骨皮凉血,退有汗骨蒸;

青蒿、秦艽清虚热,透伏邪;

鳖甲咸寒,滋阴潜阳,引药入阴;

甘草调和诸药,并防苦寒药物损伤胃。

【注意事项】原方后注"血虚甚加当归、芍药、生地;嗽多加阿胶、麦冬、五味子",可做参考。

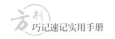
当归六黄汤

《兰室秘藏》

【方证提要】发热盗汗,面赤心烦,口干唇燥,大便干结,小便黄赤,舌红苔黄,脉数。

【辨证要点】盗汗面赤,心烦溲赤,舌红,脉数。

【证型】阴虚火旺盗汗。

【治法】滋阴泻火,固表止汗。

【处方】当归　生地黄　黄芩　黄柏　黄连　熟地黄各等分(各6g)　黄芪加一倍(12g)

水煎服。

【组成巧记】滋阴归二地,泻火芩连柏,固表倍黄芪。

对应药物:当归、生地、熟地;黄芩、黄连、黄柏;黄芪(量为前药一倍)。

【方解摘要】

当归、生地黄、熟地黄入肝肾而滋阴养血,阴血充则水能制火;

黄连清心泻火,并合黄芩、黄柏苦寒泻火坚阴;

黄芪倍用,益气固表,且合当归、熟地益气养血;

诸药配伍,滋阴泻火、固表止汗。

【注意事项】阴虚火旺不甚或脾胃虚弱者不宜使用。

第五章

祛暑剂

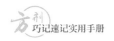

第一节　祛暑解表剂

香薷散

《太平惠民和剂局方》

【方证提要】恶寒发热,头疼身痛,无汗,腹痛吐泻,胸脘痞闷,舌苔白腻,脉浮。

【辨证要点】恶寒发热,头痛身痛,无汗,胸脘痞闷,舌苔白腻,脉浮。

【证型】阴暑。

【治法】祛暑解表,化湿和中。

【处方】香薷一斤(10g)　微炒白扁豆　姜厚朴,各半斤(各5g)

水煎服,或加酒少量同煎。

【组成巧记】香厚扁豆酒。

对应药物:香薷、厚朴、白扁豆、酒。

【方解摘要】

香薷辛温发散,为夏月祛暑解表要药;

厚朴行气除满,燥湿运脾;

白扁豆健脾和中,渗湿消暑;

入酒少许同煎,意在温经脉,通阳气,使药力畅达周身。

诸药合用,祛暑解表,化湿和中。

第二节　祛暑清热剂

清络饮

《温病条辨》

【方证提要】身热口渴不甚,头目不清,昏眩微胀,舌淡红,苔薄白。

【辨证要点】身热口渴不甚,头目不清,舌淡红,苔薄白。

【证型】暑伤肺经气分轻证。

【治法】解暑清肺。

【处方】鲜荷叶边　鲜银花　西瓜翠衣　丝瓜皮　鲜竹叶心各二钱(各6g)　鲜扁豆花一枝(6g)　以水二杯,煮取一杯,日二服。

水煎服。

【组成巧记】花花叶叶皮皮,银豆花,荷竹叶,西丝皮。

对应药物:鲜金银花、鲜扁豆花、鲜荷叶边、鲜竹叶心、西瓜翠衣、丝瓜皮。

鲜	鲜	鲜	鲜	西	丝
金	扁	荷	竹	瓜	瓜
银	豆	叶	叶	翠	皮
花	花	边	心	衣	

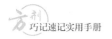
请默写清络饮组成：

鲜	鲜	鲜	鲜		
				瓜	瓜
	叶	叶	翠	皮	
花	花	边	心	衣	

【方解摘要】

鲜银花辛凉芳香,清气分热邪及上焦暑热;

鲜扁豆花解暑化湿,健脾和胃;

鲜荷叶边清香醒神,清头目风热;

鲜竹叶心清心利水,下祛暑湿;

西瓜翠衣生津止渴,利尿除湿,清透暑热;

丝瓜皮通达经络,生津止渴,解暑除烦。

诸药相合解暑清肺。

第三节 祛暑利湿剂

六一散（原名益元散）

《黄帝素问宣明论方》

【方证提要】身热烦渴,小便不利,或泄泻。

【辨证要点】身热烦渴,小便不利。

【证型】暑湿证。

【治法】清暑利湿。

【处方】滑石六两（18g）　甘草一两（3g）

为细末,每服 9g,包煎,或温开水调下,日服 2~3 次;亦可作汤剂,水煎服。

【组成巧记】滑石甘草,六比一。

【方解摘要】

滑石甘淡性寒,清解暑热,通利水道,令暑热从小便而去,《本草经疏》称其"为祛暑散热,利水除湿,消积滞,利下窍之要药","治暑之法,清心利小便最好"(《名医杂著》);生甘草清热泻火,益气和中,与滑石相配,防寒凉伤胃。

二药合用清暑利湿。

桂苓甘露散

《黄帝素问宣明论方》

【方证提要】发热头痛,烦渴引饮,小便不利,以及霍乱吐泻。

【辨证要点】发热头痛,烦渴引饮,小便不利。

【证型】暑湿证。

【治法】清暑解热,化气利湿。

【处方】茯苓一两（3g）　炙甘草二两（6g）　白术半两（1.5g）　泽泻一两（3g）　官桂半两（1.5g）　石膏二两（6g）　寒水石二两（6g）　滑石四两（12g）　猪苓半两（1.5g）

水煎服。

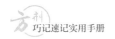

【组成巧记】本方由六一散合五苓散、甘露饮（石膏、寒水石、甘草，《普济方》卷三百九十五）而成。

六一散：滑石、甘草。

甘露饮：石膏、寒水石、甘草。

五苓散：茯苓、猪苓、泽泻、白术、桂枝。

对应药物：滑石、石膏、寒水石、甘草；茯苓、猪苓、泽泻、白术、桂枝。

即"三石甘草五苓散"。

【方解摘要】

滑石清解暑热，利水渗湿；

石膏、寒水石助滑石清解暑热；

茯苓、猪苓、泽泻、白术、桂枝化气利水；

甘草益气和中，防寒药伤正，调和诸药；

诸药合用，清暑解热、化气利湿。

【注意事项】六一散药少力薄，宜于暑湿轻证；桂苓甘露散清暑利湿之力较强，宜于暑湿俱盛，病证较重者。

第四节　祛暑益气剂

清暑益气汤

《温热经纬》

【方证提要】身热汗多，口渴心烦，小便短赤，体倦少气，精神不振,脉虚数。

【辨证要点】身热汗多,口渴心烦,小便短赤,体倦少气,脉虚数。

【证型】暑热气津两伤证。

【治法】清暑益气,养阴生津。

【处方】西洋参(5g)　石斛(15g)　麦冬(9g)　黄连(3g)　竹叶(6g)　荷梗(15g)　知母(6g)　甘草(3g)　粳米(15g)　西瓜翠衣(30g)(原著本方无用量)

水煎服。

【组成巧记】竹叶黄连冬石哽,西母迷路夕阳人。

诗意:竹叶枯黄,相连成片没有尽头,冬天冰冷的石头仿佛在哽泣,西母茫然地走在夕阳中。

对应药物:竹叶黄连冬石梗,西母米蕗西洋人。(西洋人——西洋人参——西洋参)

竹叶、黄连、麦冬、石斛、荷梗;西瓜翠衣、知母、粳米、甘草、西洋参。

对比王维的"泉声咽危石,日色冷青松。"

欣赏原诗:

过香积寺

唐·王维

不知香积寺,数里入云峰。

古木无人径,深山何处钟。

泉声咽危石,日色冷青松。

薄暮空潭曲,安禅制毒龙。

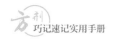

咽:呜咽。即伤心哽泣的声音。

【方解摘要】

西瓜翠衣清解暑热,生津止渴;

西洋参益气生津,养阴清热;

荷梗清热解暑;

石斛、麦冬甘寒质润,助西洋参养阴生津清热;

黄连少量,清心泻火,助清热祛暑之力;

知母泻火滋阴;

竹叶清热除烦;

粳米、甘草益胃和中,调和诸药。

诸药合用清暑益气、养阴生津。

第六章

温里剂

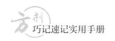
第一节 温中祛寒剂

理中丸

《伤寒论》

【方证提要】

1. 脘腹疼痛,喜温喜按,呕吐便溏,脘痞食少,畏寒肢冷,口淡不渴,舌质淡、苔白润,脉沉细或沉迟无力。

2. 便血、吐血、衄血或崩漏等,血色暗淡,质清稀,面色㿠白,气短神疲,脉沉细或虚大无力。

3. 胸痹,病后多涎唾,小儿慢惊,霍乱。

【辨证要点】脘腹疼痛,喜温喜按,呕吐便溏,脘痞食少,畏寒肢冷,舌淡,苔白,脉沉细。

【证型】

1. 脾胃虚寒证。

2. 阳虚失血证。

3. 中阳不足,阴寒上乘;脾气虚寒,不能摄津;中阳虚损,土不荣木;食饮不节,损伤脾胃阳气,清浊相干,升降失常。

【治法】温中祛寒,补气健脾。

【处方】人参　干姜　炙甘草　白术各三两(各9g)

上药共研细末,炼蜜为丸,重9g,每次1丸,小蜜丸则每次9g,温开水送服,每日2~3次;亦可作汤剂,水煎服,药后饮热粥适量。

【组成巧记】对比理中丸、四君子汤的组成和功效,见下表:

理中丸	四君子汤
参术姜草	参术苓草
人参、白术、干姜、炙甘草	人参、白术、茯苓、炙甘草
脾胃虚寒证	脾胃气虚证
温中祛寒,补气健脾	益气健脾

对应药物:参术姜草。

人参、白术、干姜、炙甘草。

【方解摘要】

干姜大辛大热,温中散寒;

人参甘温,益气健脾,补虚助阳;

白术甘温苦燥,健脾燥湿,补虚助阳;

甘草既可益气健脾,又可缓急止痛,尚可调和诸药。

四药相伍,温中祛寒,补气健脾,故曰“理中”。本方在《金匮要略》中作汤剂,称“人参汤”。理中丸方后亦有“然不及汤”四字。丸剂较汤剂作用缓和,临床可据病情缓急选用剂型。

【注意事项】本方临证服后,当“饮热粥”,且温覆“勿发揭衣被”。药后当觉腹中似有热感,若“腹中未热”,则应适当加量,“益至三四丸”,或易为汤剂。

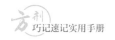
小建中汤

《伤寒论》

【方证提要】脘腹拘急疼痛,时发时止,喜温喜按;或心中悸动,虚烦不宁,面色无华;兼见手足烦热,咽干口燥等,舌淡苔白,脉细弦。

【辨证要点】腹中拘急疼痛,喜温喜按,舌淡,脉细弦。

【证型】中焦虚寒,肝脾失调,阴阳不和证。

【治法】温中补虚,和里缓急。

【处方】桂枝三两(9g) 炙甘草二两(6g) 大枣十二枚(4枚) 芍药六两(18g) 生姜三两(9g) 胶饴一升(30g)
水煎取汁,兑入饴糖,文火加热溶化,分两次温服。

【组成巧记】桂枝汤倍用芍药+饴糖。

对应药物:桂枝、芍药、生姜、炙甘草、大枣、饴糖。

【方解摘要】

饴糖甘温,质润入脾,一可温中补虚,二可缓急止痛;

桂枝辛温,温助脾阳,祛散虚寒;

饴糖与桂枝相伍,辛甘化阳,温中益气,使中气充实,不受肝侮;

芍药酸苦一滋阴养营,补益营血;二柔肝缓急止腹痛,与饴糖相伍,酸甘化阴,缓急止痛;三与桂枝相配,调和营卫,燮理阴阳;

生姜温胃散寒;

大枣助饴糖补益脾虚;

生姜、大枣合用调营卫,和阴阳;

炙甘草一益气补虚;二缓急止腹痛;三则助饴桂芍化生阴阳;四调和诸药。

诸药合用,温中补虚,调和肝脾,阴阳相生,中气自立,本方重在温补中焦,建立中气,故名"建中"。

【注意事项】呕家,或中满者,不宜使用;肥胖者慎用;糖尿病或者高血糖患者,可适当减少饴糖用量或不用;若患者服用本方出现肠鸣、腹泻,可适当减少白芍用量。

吴茱萸汤

《伤寒论》

【方证提要】

1. 食谷欲呕,或兼胃脘疼痛,吞酸嘈杂,舌淡,脉沉弦而迟。

2. 干呕吐涎沫,头痛,巅顶痛甚,舌淡,脉沉弦。

3. 呕吐下利,手足厥冷,烦躁欲死,舌淡,脉沉细。

【辨证要点】食后欲吐,或巅顶头痛,干呕吐涎沫,畏寒肢凉,舌淡苔白滑,脉弦细而迟。

【证型】

1. 胃寒呕吐证。

2. 肝寒上逆证。

3. 肾寒上逆证。

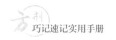
【治法】温中补虚,降逆止呕。

【处方】吴茱萸一升(9g) 人参三两(9g) 生姜六两(18g) 大枣十二枚(4枚)

水煎服。

【组成巧记】吴萸生姜人参枣(吴萸生姜:散寒止呕;人参枣:补益脾胃)。

对应药物:吴茱萸、生姜、人参、大枣。

【方解摘要】

吴茱萸辛苦性热,入肝、肾、脾、胃经,上可温胃散寒,下可温暖肝肾,又能降逆止呕,一药而下三阴之逆气;

生姜辛温,为呕家圣药,重用以温胃散寒,降逆止呕;

吴茱萸与生姜配伍,温降并行,除寒降逆;

人参甘温,补益中焦脾胃;

大枣甘平,益气补脾,调和诸药。

四药相合,散寒降逆补虚。

【注意事项】肝胃郁热呕吐忌用。

大建中汤

《金匮要略》

【方证提要】心胸中大寒痛,呕不能食,腹中寒,上冲皮起,出见有头足,上下痛而不可触近,舌苔白滑,脉细沉紧,甚则肢厥脉伏。

【辨证要点】腹痛连及胸脘,痛势剧烈,呕吐剧烈,手足厥冷,舌质淡,苔白滑,脉沉紧。

【证型】中阳虚衰,阴寒内盛之脘腹疼痛。

【治法】温中补虚,缓急止痛。

【处方】蜀椒二合(6g)　干姜四两(12g)　人参二两(6g)
胶饴一升(30g)

水煎服,饴糖冲服。

【组成巧记】蜀椒干姜人参饴。

对应药物:蜀椒、干姜、人参、饴糖。

【方解摘要】

蜀椒辛热,温脾胃,助命火,散寒止痛。张秉成曰:"蜀椒之大辛大热,上至肺而下至肾,逐寒暖胃"。

干姜辛热温脾暖胃;

人参甘温补脾益气,补虚助阳;

饴糖甘温补中,缓急止痛。

四药配伍,温中补虚,缓急止痛。

【注意事项】此种腹痛,病情较重,病势较急,素体又虚,故方后强调,初服后"如一炊顷,可饮粥二升",取粥之温热助药力以祛寒邪。饮粥后"更服"药,使药力相继。且药后"当一日食糜",以养脾胃之气,使中虚得复。同时,药后"温覆之",以防寒邪外侵而病复加重。

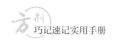

第二节　回阳救逆剂

四逆汤

《伤寒论》

【方证提要】四肢厥逆,恶寒蜷卧,神衰欲寐,面色苍白,腹痛下利,呕吐不渴,舌苔白滑,脉微细。

【辨证要点】四肢厥逆,神衰欲寐,面色苍白,脉微细。

【证型】少阴病,心肾阳衰寒厥证。以及太阳病误汗亡阳者。

【治法】回阳救逆。

【处方】炙甘草二两(6g)　干姜一两半(6g)　生附子一枚(15g)

水煎服。

【组成巧记】父子干将(Gān Jiāng)路。

释义:纪念父子的干将路。背景故事:铸剑师夫妻干将与莫邪(Mò Yé),奉楚王之命铸剑,干将深知楚王残暴,故将雄剑"干将"先传给儿子,再把雌剑"莫邪"献给楚王,后来果然被楚王所杀,干将之子成年后杀死楚王,为父报仇。现在苏州有"干将路"并且还有"莫邪路"。

对应药物:附子干姜蕗。

生附子、干姜、炙甘草。

【方解摘要】

生附子大辛大热,温壮心肾之阳,回阳破阴以救逆;

干姜辛热,既能温里回阳,又能温中散寒,助阳通脉;

炙甘草一可益气补中,助姜、附温补虚寒,二可缓姜、附峻烈耗散阳气,三调和药性,并使药力持久。

三药合用,药少力专而效捷,大辛大热,使阳复厥回,故名"四逆汤"。

【注意事项】若服药后出现呕吐拒药者,可将药液置凉后服用。本方纯用辛热之品,中病手足温和即止,不可久服。真热假寒者禁用。生附子有毒,用量需谨慎,先煎久煎。

回阳救急汤

《伤寒六书》

【方证提要】四肢厥冷,神衰欲寐,恶寒蜷卧,吐泻腹痛,口不渴,甚则身寒战栗,或指甲口唇青紫,或吐涎沫,舌淡苔白,脉沉微,甚或无脉。

【辨证要点】四肢厥冷,神衰欲寐,下利腹痛,脉沉微或无脉。

【证型】寒邪直中三阴,真阳衰微证。

【治法】回阳固脱,益气生脉。

【处方】熟附子（9g）　干姜（6g）　人参（6g）　炙甘草（6g）炒白术（9g）　肉桂（3g）　陈皮（6g）　五味子（3g）　茯苓（9g）　制半夏（9g）（原著本方无用量）　生姜三片

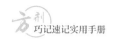

水煎服,麝香(0.1g)冲服。

【组成巧记】四逆六君汤,五味肉姜香。含"四六五"。

回阳救急汤=四逆汤+六君子汤+五味子+肉桂+生姜+麝香

　对应药物:四逆汤(熟附子、干姜、炙甘草);六君子汤(人参、白术、茯苓、炙甘草、半夏、陈皮);五味子、肉桂、生姜、麝香。

【方解摘要】

本方四逆汤合六君子汤,再加五味子、肉桂、生姜、麝香组成。

四逆汤(附子、干姜、炙甘草),回阳救逆,生附子改熟附子,可减其毒性;

六君子汤(人参、白术、茯苓、炙甘草、半夏、陈皮)加生姜以益气补中;

人参、附子相配,回阳救逆,益气固脱;

肉桂辛热,助附子温壮元阳,通利血脉;

麝香辛香,散寒活血开窍,通行十二经脉,使全方药力速达周身;

五味子,收敛元气,配人参能生脉气。

诸药相合,回阳救急、益气固脱。

【注意事项】麝香用量不宜过大。服药后手足温和即止。

第三节 温经散寒剂

当归四逆汤

《伤寒论》

【方证提要】手足厥寒,或腰、股、腿、足、肩臂疼痛,口不渴,舌淡苔白,脉沉细或细而欲绝。

【辨证要点】手足厥寒,舌淡苔白,脉细欲绝。

【证型】血虚寒厥证。

【治法】温经散寒,养血通脉。

【处方】当归三两(9g)　桂枝三两(9g)　芍药三两(9g)　细辛三两(3g)　炙甘草二两(6g)　通草二两(6g)　大枣二十五枚(8枚)

水煎服。

【组成巧记】当归四逆汤=桂枝汤去姜倍枣+归辛通。

当归四逆汤:桂枝汤去生姜、倍大枣,加当归、细辛、通草(加温散更强的细辛,故去温散较弱的生姜,倍大枣以防辛温燥烈伤阴血)。

对应药物:桂枝、芍药、炙甘草、大枣;当归、细辛、通草。

【方解摘要】

本方由桂枝汤去生姜,倍大枣,加当归、细辛、通草组成。

当归甘温,养血和血以补虚;

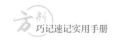

细辛辛温,温经散寒;

通草通利经脉;

桂枝辛温,温经散寒以通脉;

白芍养血和营,配桂枝调和阴阳;

大枣、甘草,益气健脾养血,甘草兼调药性;

重用大枣,合归、芍补营血,防桂、辛燥烈伤阴血。

全方温经散寒、养血通脉。

【注意事项】细辛有小毒,开盖煎煮,利于细辛中的黄樟醚挥发,减小毒性;心动过速、心律不齐者慎用。

黄芪桂枝五物汤

《金匮要略》

【方证提要】肌肤麻木不仁,微恶风寒,舌淡,脉微涩而紧。

【辨证要点】肌肤麻木,或身体不仁,微恶风寒,舌淡,脉微涩而紧。

【证型】营卫气血不足,风寒之邪乘虚客脉之血痹。

【治法】益气温经,和血通痹。

【处方】黄芪三两(9g) 芍药三两(9g) 桂枝三两(9g)生姜六两(18g) 大枣十二枚(4枚)

水煎服。

【组成巧记】黄芪桂枝五物汤=桂枝汤去草倍姜+黄芪。

黄芪桂枝五物汤:桂枝汤去炙甘草、倍生姜,加黄芪(加补气更强的黄芪,故去补气较弱的炙甘草,倍生姜辛散温通,补而

不滞）

对应药物:桂枝、芍药、生姜、大枣、黄芪。

对比当归四逆汤:当归四逆汤=桂枝汤去姜倍枣+归辛通（加温散更强的细辛,故去温散较弱的生姜,倍大枣以防辛温燥烈伤阴血）。

【方解摘要】

本方为桂枝汤去炙甘草,倍生姜,加黄芪而成。

黄芪甘温,补益卫气;

桂枝辛温,散风寒,补阳气,温经通脉;

芍药养血和营,濡养肌肤通血痹,与桂枝合用,调营卫而和表里;

生姜辛温,疏散风邪,以助桂枝散邪;

大枣甘温,益气养血,以资黄芪、芍药补益气血,伍生姜,能和营卫,调诸药。

五药相合,益气温经,和血通痹。

【注意事项】本方为治疗血痹之常用方,亦可用于中风后气虚血滞之证,肢体不遂或半身汗出,肌肉瘦削,气短乏力,及产后、经后身痛等。

暖肝煎

《景岳全书》

【方证提要】睾丸冷痛,或小腹疼痛,疝气痛,畏寒喜暖,舌淡苔白,脉沉迟。

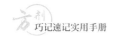
【辨证要点】睾丸疝气或少腹疼痛,畏寒喜温,舌淡苔白,脉沉迟。

【证型】肝肾不足,寒滞肝脉证。

【治法】温补肝肾,行气止痛。

【处方】当归二三钱(6~9g) 枸杞子三钱(9g) 茯苓二钱(6g) 小茴香二钱(6g) 肉桂一二钱(3~6g) 乌药二钱(6g) 沉香或木香亦可,一钱(3g)

加生姜水煎服。

【组成巧记】肉桂茴香狗当归,乌药沉香涪陵江。

释义:肉桂、茴香炖肉,香气四溢,贪玩的狗狗也该回家了,乌药的香味沉入涪陵江。

对应药物:肉桂茴香枸当归,乌药沉香茯苓姜。

肉桂、小茴香、枸杞子、当归;乌药、沉香、茯苓、生姜。

【方解摘要】

肉桂辛热,温补肝肾,祛寒止痛;

小茴香辛温,暖肝散寒,理气止痛;

枸杞子味甘性平,补肝益肾;

当归辛甘性温,养血补肝;

乌药、沉香辛温散寒,行气止痛;

茯苓甘淡健脾渗湿;

生姜辛温散寒和胃,扶脾暖胃;

诸药相伍温补下元,行气止痛。

第七章

表里双解剂

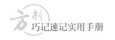

第一节　解表清里剂

葛根黄芩黄连汤

《伤寒论》

【方证提要】身热,下利臭秽,胸脘烦热,口干作渴,或喘而汗出,舌红苔黄,脉数或促。

【辨证要点】身热下利,苔黄,脉数。

【证型】表证未解,邪热入里证。

【治法】解表清里。

【处方】葛根半斤(15g)　黄芩三两(9g)　黄连三两(9g)

炙甘草二两(6g)

水煎服。

【组成巧记】葛根芩连汤,记为葛根芩连草汤。方名则包含组成。

对应药物:葛根、黄芩、黄连、炙甘草。

【方解摘要】

葛根重用,辛甘而凉,主入阳明经,外解肌表之邪,内清阳明之热,又升发脾胃清阳而止泻升津,使表解里和,汪昂赞其"能升阳明清气,又为治泻圣药"。先煎葛根而后纳诸药,则"解肌之力优而清中之气锐"(《伤寒来苏集》)。

黄芩、黄连苦寒清热,燥湿止利;

炙甘草甘缓和中,调和诸药。

四药合用,解表清里止利。

【注意事项】虚寒下利者禁用。

第二节　解表温里剂

五积散

《仙授理伤续断秘方》

【方证提要】身热无汗,头痛身疼,项背拘急,胸满恶食,呕吐腹痛,以及妇女血气不和,心腹疼痛,月经不调。

【辨证要点】身热无汗,胸腹胀满或疼痛,苔白腻,脉沉迟。

【证型】外感风寒,内伤生冷证。

【治法】发表温里,祛湿化痰,顺气活血消积。

【处方】苍术　桔梗各二十两(各15g)　枳壳　陈皮各六两(各9g)　芍药　白芷　川芎　当归　甘草　肉桂　茯苓各三两(各5g)　半夏三两(5g)　厚朴　干姜各四两(各6g)　麻黄六两(6g)

上药为散,每服9g,生姜3片,水煎服;亦可作汤剂,水煎服。

【组成巧记】本方证由寒、湿、痰、气、血五积所致。

表格记忆,先记住:"寒、湿、痰、气、血"五字。

对应药物:

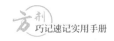

寒	湿	痰	气	血
散外寒 麻黄、白芷 祛内寒 干姜、肉桂	平胃散 去大枣	二陈汤 去乌梅	桔梗(升) 枳壳(降)	四物汤 去熟地

散外寒:麻黄、白芷。

祛内寒:干姜、肉桂。

祛湿:平胃散去大枣——厚朴、陈皮、苍术、生姜、甘草。

化痰:二陈汤去乌梅——陈皮、半夏、茯苓、生姜、甘草。

顺气:桔梗、枳壳。

活血:四物去熟地——川芎、当归、芍药。

【方解摘要】

重用苍术,既解表又燥湿,配厚朴,合陈皮、生姜、甘草,取法平胃散,功擅苦温燥湿、健脾助运,祛湿积;

陈皮、半夏、茯苓、生姜、甘草相伍,取法二陈汤,行气燥湿化痰,消痰积;

麻黄、白芷辛温发汗解表、散外寒;

干姜、肉桂辛热温里以祛内寒,四药合而之,散寒积;

川芎、当归、芍药活血化瘀止痛,化血积;

桔梗、枳壳升降气机,与厚朴、陈皮为伍,行气积,并可助化痰除湿;

炙甘草健脾和中,调和诸药。

诸药合用,表里同治、散寒温里、气血痰湿并行,使脾运复健,气机通畅,痰消湿化,血脉调和,诸症得解。

【注意事项】本方能温里散寒,行气活血,故对妇女血气不调、寒凝气滞所致的心腹疼痛、月经不调等亦可治之;本方温燥,阴虚或有湿热、实火者禁用。

第三节　解表攻里剂

大柴胡汤

《金匮要略》

【方证提要】往来寒热,胸胁苦满,呕不止,郁郁微烦,心下痞硬,或心下急痛,大便不解或协热下利,舌苔黄,脉弦数有力。

【辨证要点】往来寒热,胸胁苦满,心下满痛,呕吐,便秘,苔黄,脉弦数。

【证型】少阳阳明合病。

【治法】和解少阳,内泻热结。

【处方】柴胡半斤(24g)　黄芩三两(9g)　芍药三两(9g)半夏半升(9g)　炙枳实四枚(9g)　大黄二两(6g)　大枣十二枚(4枚)　生姜五两(15g)

水煎服。

【组成巧记】小柴胡汤与半夏泻心汤、大柴胡汤组成比较。

大柴胡汤由和解少阳的小柴胡汤与轻下阳明热结的小承气汤合方加减而来,即小柴胡汤去人参、甘草加大黄、枳实、芍药。

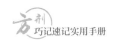

理解记忆:本方所治少阳之邪内传阳明,化热成实而少阳与阳明合病,亦为表里同病。少阳病未解,故见往来寒热、胸胁苦满;邪入阳明,化热成实,腑气不通,故见心下痞硬,或心下急痛、大便不解、苔黄、脉数;里热较甚,以致郁郁微烦;胆热犯胃,加之阳明热结,胃气上逆更甚,故由少阳证之"喜呕"加重为"呕不止"。若阳明积热下迫,大肠传导失司,可见协热下利。伤寒少阳证治当和解,禁用下法,否则会伤及气血或引邪入里,但兼阳明腑实,则又当下。故治当和解少阳为主,辅以内泻阳明热结,里不虚故去人参、甘草,轻下阳明热结,故用大黄、枳实,心下满痛故加芍药缓急止痛。

半夏泻心汤	黄连、黄芩、炙甘草	半夏、干姜、人参、大枣
小柴胡汤	柴胡、黄芩、炙甘草	半夏、生姜、人参、大枣
小柴胡汤	柴胡、黄芩、炙甘草	半夏、生姜、人参、大枣
大柴胡汤	柴胡、黄芩、大黄、枳实	半夏、生姜、芍药、大枣

小柴胡汤速记:柴胡黄芩炙甘草,半夏生姜人参枣。

大柴胡汤速记:柴胡黄芩大黄枳,半夏生姜芍药枣。

对应药物:柴胡、黄芩、大黄、枳实;半夏、生姜、芍药、大枣。

【方解摘要】

本方以和解少阳的小柴胡汤与轻下阳明热结的小承气汤合方加减而成。

柴胡重用,透散少阳之邪;

黄芩清泄少阳郁热,与柴胡相伍,和解少阳;

轻用大黄、枳实泻热通腑,行气破结,内泻阳明热结;

芍药缓急止痛,配大黄治腹中实痛,合枳实调和气血,除心下满痛;

半夏和胃降逆,辛开散结;

配伍大量生姜,增和胃止呕,又解半夏之毒;

大枣和中益气,与生姜相配,调脾胃、和营卫,并调和诸药。

诸药合用,和解少阳、内泻热结,可解少阳阳明之邪。

【注意事项】体弱、消瘦、贫血者慎用;本方见效后,可酌情减量服用;少阳阳明合病结热尚未成实者不宜使用。

防风通圣散

《黄帝素问宣明论方》

【方证提要】憎寒壮热,头目昏眩,目赤睛痛,口苦而干,咽喉不利,胸膈痞闷,咳呕喘满,涕唾稠黏,大便秘结,小便赤涩,舌苔黄腻,脉数有力。并治疮疡肿毒,肠风痔漏,鼻赤,瘾疹等。

【辨证要点】憎寒壮热,口苦咽干,二便秘涩,苔黄,脉数。

【证型】风热壅盛,表里俱实证。

【治法】疏风解表,泻热通便。

【处方】防风　川芎　当归　芍药　大黄　薄荷叶　麻黄　连翘　芒硝各半两(各6g)　石膏　黄芩　桔梗各一两(各12g)　滑石三两(20g)　甘草二两(10g)　荆芥　白术　栀子各一分(各3g)

作水丸,每服6g,加生姜3片,煎汤送服,日2次;亦可作汤剂,水煎服。

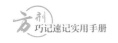

【组成巧记】对比凉膈散。

翘芩山栀薄竹清,调胃承气下白蜜。(凉膈散)

麻膏荆芥防风汗,调胃承气下六一。

翘芩山栀薄舟清,芎归芍术草姜益。(防风通圣散)

"汗、下、清、益"为本方四大核心功效。防风通圣丸药多,动用了"舟",凉膈散用"竹"。

对应药物:麻膏荆芥防风汗,调胃承气下六一。翘芩山栀薄舟清,芎归芍术草姜益。

麻黄、石膏、荆芥、防风,大黄、芒硝、滑石、甘草。连翘、黄芩、山栀、薄荷、桔梗,川芎、当归、芍药、白术、甘草(见前)、生姜。

【方解摘要】

麻黄、石膏、荆芥、防风、薄荷疏散风热,使外邪从汗而解;

调胃承气(大黄、芒硝、甘草)泻热通腑,使结热从大便而出;

六一散(滑石、甘草)清热利湿,导热从小便而下,五药配合使里热从二便分消;

连翘、黄芩、山栀、薄荷、桔梗清宣上焦,解毒利咽;

川芎、当归、芍药、白术、甘草养血和血,健脾和中,一防汗下伤正,二制苦寒伤胃;

煎加生姜和胃护中。

诸药配伍,使发汗不伤表,清下不伤里,疏风解表、泻热通便,表里双解。正如《王旭高医书六种·退思集类方歌注》所云:"此为表里、气血、三焦通治之剂""汗不伤表,下不伤里,名曰通圣,极言其用之效耳。"

【注意事项】因其有汗、下之功,故虚人及孕妇当慎用。

疏凿饮子

《济生方》

【方证提要】遍身水肿,喘呼气急,烦躁口渴,二便不利,脉沉实。

【辨证要点】遍身水肿,气喘口渴,二便不利,脉沉实。

【证型】阳水。

【治法】泻下逐水,疏风消肿。

【处方】泽泻(12g) 炒赤小豆(15g) 商陆(6g) 羌活(9g) 大腹皮(15g) 椒目(9g) 木通(12g) 秦艽(9g) 槟榔(9g) 茯苓皮(15g)

加生姜五片水煎服。

【组成巧记】商陆泽泻目赤痛,江滨大腹聆秦腔。

释义:商路被大水阻断,有人着急得目赤肿痛;有人大腹便便,在江滨悠闲地聆听秦腔戏曲。

对应药物:商陆泽泻目赤通,姜槟大腹苓秦艽。

商陆、泽泻、椒目、赤小豆、木通;生姜、槟榔、大腹皮、茯苓皮、秦艽、羌活。

【方解摘要】

商陆苦寒有毒,专于行水,通利二便;

泽泻、椒目、赤小豆、木通、茯苓皮通利小便,利水渗湿,配合商陆,从二便导利水湿;

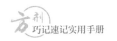

秦艽、羌活、生姜疏风发表，开泄腠理，从肌腠散在表水湿；
槟榔、大腹皮下气行水，行气化湿。

诸药合用，逐水发表，内攻外散，使壅盛之水湿自上下内外
分消，犹如大禹治水，疏江凿河，故称"疏凿"。

第八章

補益劑

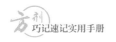

第一节　补气剂

四君子汤

《太平惠民和剂局方》

【方证提要】面色萎白,语声低微,气短乏力,食少便溏,舌淡苔白,脉虚缓。

【辨证要点】气短乏力,面色萎白,食少便溏,舌淡苔白,脉虚缓。

【证型】脾胃气虚证。

【治法】益气健脾。

【处方】人参去芦　白术　茯苓去皮(各9g)　炙甘草(6g),各等分

水煎服。

【组成巧记】参术灵草。

释义:参术都是灵草。

对应药物:人参、白术、茯苓、甘草。

【方解摘要】

人参甘温,大补脾胃之气;

白术健脾燥湿,助人参益气补脾;

茯苓健脾渗湿,合白术共增健脾祛湿;

炙甘草益气和中,既可加强人参、白术益气补中,又能调和

诸药。

四药甘温和缓,呈君子中和之气,故名"君子"。四药合力,重在健脾益气,兼渗利湿浊。

参苓白术散

《太平惠民和剂局方》

【方证提要】饮食不化,胸脘痞闷,肠鸣泄泻,四肢乏力,形体消瘦,面色萎黄,舌淡苔白腻,脉虚缓。亦可用治肺脾气虚,痰湿咳嗽。

【辨证要点】气短乏力,肠鸣泄泻,舌淡苔腻,脉虚缓。

【证型】脾虚湿盛证。

【治法】益气健脾,渗湿止泻。

【处方】莲子一斤(9g)　薏苡仁一斤(9g)　缩砂仁一斤(6g)　炒桔梗一斤(6g)　炒白扁豆一斤半(12g)　白茯苓二斤(15g)　人参二斤(15g)　炙甘草二斤(10g)　白术二斤(15g)　山药二斤(15g)

散剂,每服6~10g,大枣煎汤送服;亦可作汤剂,加大枣3枚,水煎服。

【组成巧记】四君大枣砂仁舟,扁苡山药莲子肉。

对应药物:人参、白术、茯苓、炙甘草、大枣、砂仁、桔梗;炒白扁豆、薏苡仁、山药、莲子肉。

【方解摘要】

四君子汤(人参、白术、茯苓、炙甘草)大补脾胃之气,健脾

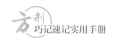
渗湿；

山药、莲子肉健脾,涩肠止泻,二药可助四君健脾益气,厚肠止泻；

白扁豆健脾化湿,薏苡仁健脾渗湿,二药助术、苓健脾助运,渗湿止泻；

砂仁芳香醒脾,行气和胃；

桔梗开宣肺气,化痰利水,并能载药上行,而成培土生金之功；

炒甘草、大枣健脾和中,调和药性。

诸药相合,益气健脾,渗湿止泻。

补中益气汤

《内外伤辨惑论》

【方证提要】

1. 饮食减少,体倦肢软,少气懒言,面色萎黄,大便稀薄,脉虚软。

2. 脱肛,子宫脱垂,久泻,久痢,崩漏等,伴气短乏力,舌淡,脉虚。

3. 身热自汗,渴喜热饮,气短乏力,舌淡,脉虚大无力。

【辨证要点】中气虚弱或清阳下陷,或慢性发热,症见少气乏力、面色㿠白、舌淡,脉虚软无力。

【证型】

1. 脾胃气虚证。

2. 气虚下陷证。

3. 气虚发热证。

【治法】补中益气,升阳举陷。

【处方】黄芪五分,病甚、劳役、热甚者一钱(18g) 炙甘草五分(9g) 人参去芦,三分(6g) 当归二分(3g) 橘皮二分或三分(6g) 升麻二分或三分(6g) 柴胡二分或三分(6g) 白术三分(9g)

水煎服。

【组成巧记】补中四君无茯苓,芪归柴户升麻陈。

或参术芪归,柴升陈草。

释义:所谓补中的四君,没有了茯苓,等一起归来时,柴户的升麻已变为陈年的老药。(有种"到乡翻似烂柯人"的感慨!)

对应药物:补中四君无茯苓,芪归柴胡升麻陈。

人参、白术、炙甘草;黄芪、当归、柴胡、升麻、陈皮。

【方解摘要】

重用黄芪,甘温,入脾、肺经,补中固表,升阳举陷;

人参,炙甘草大补元气,健脾助运;

炙甘草尚能调和诸药;

《医宗金鉴》谓"黄芪补表气,人参补里气,炙草补中气",可大补一身之气。李杲称此三味为"除湿热、烦热之圣药也"。

白术健脾益气,燥湿助运;

当归以补养营血,且"血为气之宅",可使气有所附;

陈皮理气和胃,使诸药补而不滞;

加少量升麻、柴胡,升阳举陷,助益气之品升提下陷之中

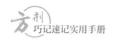

气。正如李杲所说:"胃中清气在下,必加升麻、柴胡以引之,引黄芪、人参、甘草甘温之气味上升。"(《内外伤辨惑论》卷中),且二药又为"脾胃引经最要药也"(《本草纲目》)。

诸药合用,既补益中焦脾胃之气,又升提下陷之气,全方甘温,能治气虚发热证,即所谓"甘温除大热"之法。

【注意事项】本方体现"甘温除热"法,为治疗气虚发热证及脾虚气陷证之代表方。本方所治之气虚发热,乃由中气既虚,清阳下陷,郁遏不运,阴火上乘所为。故其热有病程较长或发有休时、手心热甚于手背等特点,且必兼见中气不足之症。此证应与外感及实火发热者详加辨析。

玉屏风散

《究原方》,录自《医方类聚》

【方证提要】汗出恶风,面色㿠白,舌淡,苔薄白,脉浮虚。亦治虚人腠理不固,易感风邪。

【辨证要点】汗出恶风,面色㿠白,舌淡脉虚。

【证型】表虚自汗。

【治法】益气固表止汗。

【处方】防风一两(15g) 炙黄芪 白术各二两(30g)

散剂,每服 6~9g;亦可作汤剂,水煎服。

【组成巧记】芪逐风。

释义:黄芪驱逐风邪。

对应药物:黄芪、白术、防风。

【方解摘要】

黄芪甘温,内可大补脾肺之气,外可固表止汗;

白术益气健脾,助黄芪益气固表,使汗不外泄,风不得犯;

防风祛风邪,黄芪得防风,则表固不留邪。《本草纲目》曰:"黄芪得防风而功愈大"。

三药相伍,益气固表止汗,兼疏风邪。

【注意事项】肌肉紧实、大便秘结者慎用。

生脉散

《医学启源》

【方证提要】

1. 汗多神疲,体倦乏力,气短懒言,咽干口渴,舌干红少苔,脉虚数。

2. 干咳少痰,短气自汗,口干舌燥,脉虚细。

【辨证要点】气短乏力,咽干口渴,舌干红,脉虚数。

【证型】

1. 温热、暑热,耗气伤阴证。

2. 久咳伤肺,气阴两虚证。

【治法】益气生津,敛阴止汗。

【处方】人参(9g) 麦冬(9g) 五味子(6g)(原著本方无用量)

水煎服。

【组成巧记】参麦味(参麦谐音生脉)。

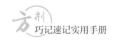

释义:参补气、麦润津、五味敛气阴。

对应药物:人参、麦冬、五味子。

【方解摘要】

人参甘温,大补肺脾,益气生津;

麦冬甘寒,养阴清热,润肺生津,与人参相合,益气养阴;

五味子酸敛,既能敛阴止汗,又能敛肺止咳;

三药相合,一补一润一敛,既补气阴之虚,又敛气阴之散,使气复津生,汗止阴存,脉气得充,则可复生,故名"生脉"。

【注意事项】与华法林等抗凝药联用需谨慎。

人参蛤蚧散(原名蛤蚧散)

《博济方》

【方证提要】咳嗽气喘,呼多吸少,声音低怯,痰稠色黄,或咳吐脓血,胸中烦热,身体羸瘦,或遍身浮肿,脉浮虚。

【辨证要点】咳嗽气喘,痰稠色黄,脉浮虚。

【证型】肺肾气虚,痰热咳喘证。

【治法】补肺益肾,止咳定喘。

【处方】炙蛤蚧一对(30g) 人参 茯苓 知母 贝母
桑白皮各二两(各6g) 炙甘草五两(15g) 大杏仁六两(18g)

散剂,每服6g,日2次;亦可作汤剂,水煎服。

【组成巧记】申哥路涪陵,桑白二母行。

释义:申哥路过涪陵,桑染霜白,二位母亲一路前行。(参蛤谐音申哥)

对应药物:参蛤蔗茯苓,桑白二母杏。

人参、炙蛤蚧、炙甘草、茯苓;桑白皮、知母、贝母、杏仁。

【方解摘要】

蛤蚧甘咸微温,入肺肾,擅补肺肾、定喘嗽;

人参大补肺脾之气,参蛤相伍,补虚定喘;

重用杏仁,降肺平喘;

茯苓健脾渗湿,可杜痰生;

重用炙甘草益气补中,合人参、茯苓,补土生金;

桑白皮、知母、贝母清肺养阴润燥,降气化痰止咳;

桑白皮配杏仁肃降肺气,通调水道,合茯苓利水渗湿消肿;

甘草调和诸药。

诸药相伍,补肺益肾,止咳定喘。

第二节　补血剂

四物汤

《仙授理伤续断秘方》

【方证提要】头晕目眩,心悸失眠,面色无华,或妇人月经不调,量少或经闭不行,脐腹作痛,舌淡,脉细弦或细涩。

【辨证要点】头晕心悸,面色、唇爪无华,舌淡,脉细。

【证型】营血虚滞证。

【治法】补血调血。

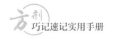

【处方】白芍药(9g) 川当归(9g) 熟地黄(12g) 川芎
(6g)各等分

水煎服。

【组成巧记】熟地兄归少。

释义:熟地兄弟归来得很少。

对应药物:熟地芎归芍。

熟地、川芎、当归、白芍。

【方解摘要】

熟地甘温味厚,入肝肾,滋阴补血,且益精填髓,精血相生;

当归补血活血,与熟地相伍,既增补血之力,又行营血
之滞;

白芍养血敛阴,与地、归协同滋阴补血,又可缓急止痛;

川芎活血行气,合当归增行血之力,又使诸补血药补而
不滞;

四药合用,共成补血调血之功。

【注意事项】湿盛中满,大便溏泄或湿热内盛者忌用。

当归补血汤

《内外伤辨惑论》

【方证提要】肌热面赤,烦渴欲饮,脉洪大而虚,重按无力。
亦治妇人经期、产后血虚发热头痛,或疮疡溃后,久不愈合者。

【辨证要点】肌热面赤,渴喜热饮,脉洪大而虚。

【证型】血虚发热证。

【治法】补气生血。

【处方】黄芪一两（30g）　当归酒洗,二钱（6g）

水煎服。

【组成巧记】芪归五比一。

对应药物:黄芪、当归。

【方解摘要】

重用黄芪,补气固表,以急固浮阳而退热,且补气又助生血;

配以少量当归养血和营,并得黄芪生血之助,使阴血渐充,则浮阳秘敛,虚热自退。

妇人经期、产后血虚发热头痛,属血虚发热者,用此方益气补血退热。疮疡溃后,久不愈合者,亦为气血不足,用本方补气生血,托疮生肌。本方为补气生血之常用方,亦体现李杲"甘温除热"之法。

【注意事项】实热忌用。

归脾汤

《济生方》

【方证提要】

1. 心悸怔忡,健忘失眠,盗汗虚热,食少体倦,面色萎黄,舌淡,苔薄白,脉细弱。

2. 便血,皮下紫癜,以及妇女崩漏,月经超前,量多色淡,或淋漓不止,舌淡,脉细弱。

【辨证要点】气短乏力,心悸失眠,或便血崩漏,舌淡,脉

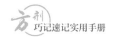
细弱。

【证型】

1. 心脾气血两虚证。

2. 脾不统血证。

【治法】益气补血,健脾养心。

【处方】白术　茯神去木　黄芪去芦　龙眼肉　炒酸枣仁各一两（各18g）　人参　木香不见火,各半两（各9g）　炙甘草二钱半（6g）　当归一钱（3g）　蜜炙远志一钱（3g）（当归、远志从《内科摘要》补入）

加生姜、大枣水煎服。

【组成巧记】参术神草齐归乡,龙眼远志仁大江。

释义:参术神草一齐回归家乡,有龙的眼光,高远的志向,而仁爱连绵不绝又如大江。

对应药物:参术神草芪归香,龙眼远志仁大姜。

人参、白术、茯神、炙甘草、黄芪、当归、木香;龙眼、远志、酸枣仁、大枣、生姜。

【方解摘要】

黄芪甘温,补脾益气;

当归补血养心,与黄芪相伍,助气血共生;

人参、白术、茯神、炙甘草相合补脾益气;

龙眼肉甘平,补脾气,养心血,安神志;

远志宁神益智,酸枣仁宁心安神,茯神养心安神,三药与龙眼肉相伍,补心血、安神志;

木香理气醒脾,令诸补气血之药,补而不滞;

炙甘草补益心脾,调和诸药;

生姜、大枣,调和脾胃,以资化源。

诸药配伍,益气补血,健脾养心。

第三节 气血双补剂

八珍汤(原名八珍散)

《瑞竹堂经验方》

【方证提要】面色萎白或无华,头晕目眩,四肢倦怠,气短懒言,心悸怔忡,饮食减少,舌淡苔薄白,脉细弱。或虚大无力。

【辨证要点】气短乏力,头晕心悸,舌淡,脉细弱。

【证型】气血两虚证。

【治法】益气补血。

【处方】当归 川芎 熟地黄 白芍药 人参去芦 炙甘草 茯苓去皮 白术各一两(各15g)

加生姜5片,大枣1枚,水煎服。

【组成巧记】八珍汤=四君子汤+四物汤+姜、枣。

对应药物:人参、白术、茯苓、炙甘草;熟地、川芎、当归、白芍;生姜、大枣。

【方解摘要】本方为四君子汤与四物汤加姜枣合方而成。

四君子汤益气健脾,有白术、茯苓燥湿利湿,故兼能去湿,以助运化;

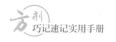

四物汤补血活血,有当归、川芎活血行气,补而不滞。

生姜、大枣汤调和脾胃,助生化气血。诸药相合,共成气血双补。

炙甘草汤(又名复脉汤)

《伤寒论》

【方证提要】

1. 脉结代,心动悸,虚羸少气,舌光少苔,或质干而瘦小者。

2. 咳嗽,涎唾多,形瘦短气,虚烦不眠,自汗盗汗,咽干舌燥,大便干结,脉虚数。

【辨证要点】虚羸少气,心动悸,脉结代。

【证型】

1. 阴血不足,阳气虚弱证。

2. 虚劳肺痿。

【治法】滋阴养血,益气温阳,复脉定悸。

【处方】炙甘草四两(12g) 生姜三两(9g) 人参二两(6g) 生地黄一斤(50g) 桂枝三两(9g) 阿胶二两(6g) 麦冬半升(10g) 麻仁半升(10g) 大枣三十枚(10枚)

水酒各半煎服,阿胶烊化。

【组成巧记】生地阿娇卖麻仁,路人大造桂姜酒。

释义:在生地阿娇卖麻仁,路人则大造桂姜酒进行销售。

对应药物

滋阴:生地、阿胶、麦冬、麻仁。

养血:阿胶、大枣。

益气:炙甘草、人参、大枣。

温阳:桂、姜、酒。

【方解摘要】

生地黄重用滋阴养血;

阿胶滋阴养血;

麦冬滋养心阴;

麻仁滋阴润燥;

炙甘草益气养心;

人参补中益气;

大枣益气养血;

桂枝温通心阳;

生姜辛温宣通,合桂枝温通阳气,配大枣益脾胃、滋化源、调阴阳、和气血;

加酒煎服,可温通血脉,以助药势。

诸药配伍,气血充足,阴阳调和,则悸定脉复,故本方又名"复脉汤"。

泰山磐石散

《古今医统大全》

【方证提要】堕胎、滑胎。胎动不安,或屡有堕胎宿疾,面色萎白,倦怠乏力,不思饮食,舌淡苔薄白,脉滑无力。

【辨证要点】体倦乏力,腰酸腹坠,胎动不安,脉滑而无力。

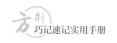
【证型】气血不足,胎元不固。

【治法】益气健脾,养血安胎。

【处方】人参一钱(3g)　黄芪一钱(3g)　白术五分(1.5g)
炙甘草五分(1.5g)　当归一钱(3g)　川芎八分(2g)　白芍药
八分(2g)　熟地黄八分(2g)　川续断一钱(3g)　糯米一撮
(3g)　黄芩一钱(3g)　砂仁五分(1.5g)

水煎服。

【组成巧记】八珍无姜枣,茯苓易黄芪,琴断糯米砂。

糯米砂浆:中国古人将糯米汤与标准砂浆混合,制成超强
度的"糯米砂浆"。糯米砂浆在古代应用广泛,亦是修复古代建
筑的绝好材料。万里长城坚固不倒得益于这种建筑材料。

释义:八珍汤中无姜枣,茯苓换成了黄芪,古琴滑落摔断在
糯米砂浆坚如磐石的地面上。

对应药物:人参、白术、黄芪、炙甘草;熟地黄、川芎、当归、
白芍;黄芩、川续断、糯米、砂仁。

【方解摘要】

八珍汤(去茯苓)补益气血;

黄芪配人参、白术、炙甘草增强补气健脾,并借其升举之
性,举胎防堕;

四物汤补血养肝,滋养胎元;

续断补肝肾,调血脉,为安胎之要药,《本草汇言》谓其"补
续血脉之药也……所损之胎孕非此不安",与熟地相伍,加强补
肝肾、固冲任而安胎;

黄芩清血虚所生之热,以清热安胎;

砂仁芳香醒脾,理气和胃,防大队补益药物滋腻碍胃,阻滞气机,并能安胎;

糯米,补养脾胃而益胎元。

综合全方,乃有补益气血,调养肝肾,安固胎元之效。故为气血虚弱,胎元不固,屡有滑胎、堕胎者之常用方剂。

【注意事项】应视气、血、肝、肾虚损之轻重,调剂相应药量。若气虚明显者,酌加人参、黄芪以益气;若血虚重者,酌加熟地以养血。

第四节 补阴剂

六味地黄丸(原名地黄丸)

《小儿药证直诀》

【方证提要】腰膝酸软,头晕目眩,视物昏花,耳鸣耳聋,盗汗,遗精,消渴,骨蒸潮热,手足心热,舌燥咽痛,牙齿动摇,足跟作痛,以及小儿囟门不合,舌红少苔,脉沉细数。

【辨证要点】腰膝酸软,头晕目眩,口燥咽干,舌红少苔,脉沉细。

【证型】肾阴精不足证。

【治法】填精滋阴补肾。

【处方】熟地黄,八钱(24g) 山萸肉 干山药各四钱(各12g) 泽泻 牡丹皮 茯苓去皮,各三钱(各9g)

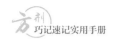

蜜丸,每服 9g,日 2~3 次;亦可作汤剂,水煎服。

【组成巧记】熟地遇山妖,伏灵泽牡丹。

释义:在熟地遇到山妖,是只伏灵,正在浇水润泽牡丹。

对应药物:熟地黄山药,茯苓泽牡丹。

熟地黄、山萸肉、山药;茯苓、泽泻、牡丹皮。

【方解摘要】

重用熟地黄填精益髓,滋补阴精;

山萸肉补养肝肾,并能涩精;

山药补脾益肾,既补肾固精,又补脾助生化,三者合用补肝脾肾,即所谓"三阴并补";

泽泻利湿泄浊,并防熟地黄之滋腻;

牡丹皮清泄相火,并制山萸肉之温涩;

茯苓健脾渗湿,配山药补脾而助健运。此三药合用,即所谓"三泻",泻湿浊而降相火。

全方六药合用,填精滋阴补肾。

本方为宋·钱乙据《金匮要略》所载崔氏八味丸(肾气丸)减去桂枝、附子而成。《小儿药证直诀笺正》释云:"仲阳意中谓小儿阳气甚盛,因去桂、附而创立此方,以为幼科补肾专药。"

左归丸

《景岳全书》

【方证提要】头晕目眩,腰酸腿软,遗精滑泄,自汗盗汗,口燥舌干,舌红少苔,脉细。

【辨证要点】头晕目眩,腰酸腿软,舌光少苔,脉细。

【证型】真阴不足证。

【治法】滋阴补肾,填精益髓。

【处方】熟地八两(24g) 炒山药四两(12g) 枸杞四两(12g) 山茱萸四两(12g) 川牛膝三两(9g)(滑精者不用) 菟丝子四两(12g) 鹿胶四两(12g) 龟胶四两(12g)

蜜丸,每服9g,日2~3次;亦可作汤剂,水煎服。

【组成巧记】熟地遇山妖,狗兔鹿龟牛。

释义:熟地遇到山妖,有狗、兔、鹿、龟、牛五种妖怪。

对应药物:熟地黄山药,枸菟鹿龟牛。

熟地黄、山萸肉、山药;枸杞子、菟丝子、鹿胶、龟胶、川牛膝。

【方解摘要】

熟地重用,滋肾阴,益精髓,填补真阴;

山茱萸补肝肾,涩精气;

山药补脾益阴,滋肾固精;

龟板胶滋阴补髓;

鹿角胶补益精血,温壮肾阳,配入补阴方中,寓"阳中求阴";

枸杞子补肝肾,益精血;

菟丝子补肝肾,助精髓;

川牛膝益肝肾,强筋骨。

左归丸是张介宾由六味地黄丸化裁而成。他认为:"补阴不利水,利水不补阴,而补阴之法不宜渗。"遂去泽泻、茯苓、丹皮,加入枸杞子、龟板胶、牛膝以增滋补肝肾之力。更加入鹿角

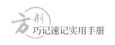
胶、菟丝子温润之品补阳益阴,阳中求阴,即张介宾所谓"善补阴者,必阳中求阴,则阴得阳升而泉源不竭"。

大补阴丸(原名大补丸)

《丹溪心法》

【方证提要】骨蒸潮热,盗汗遗精,咳嗽咯血,心烦易怒,足膝疼热或痿软,舌红少苔,尺脉数而有力。

【辨证要点】骨蒸潮热,盗汗遗精,心烦易怒,舌红少苔,尺脉数而有力。

【证型】阴虚火旺证。

【治法】滋阴降火。

【处方】炒黄柏　炒知母各四两(各12g)　熟地　炙龟板各六两(各18g)

上为末,猪脊髓蜜丸。

蜜丸,每服9g,淡盐汤送服;亦可作汤剂,水煎服。

【组成巧记】知柏熟地猪龟蜜。

对应药物:知母、黄柏、熟地、猪脊髓、龟板、蜂蜜。

【方解摘要】

熟地滋补真阴,填精益髓;

龟板滋阴潜阳,补肾健骨,二药相伍,补阴固本,壮水制火;

知母味苦性寒质润,滋阴清热;

黄柏苦寒降泄,"专泻肾与膀胱之火"(《药品化义》);

知母、黄柏相伍,滋阴清热,擅清虚火;

猪脊髓补髓养阴；

蜂蜜补中润燥,助滋补真阴。

全方滋阴降火,以滋阴培本为主,故曰"大补阴丸"。

一贯煎

《续名医类案》

【方证提要】胸脘胁痛,吞酸吐苦,咽干口燥,舌红少津,脉细弱。或虚弦。亦治疝气瘕聚。

【辨证要点】胸脘胁痛,咽干口燥,舌红少津,脉虚弦。

【证型】肝肾阴虚,肝气郁滞证。

【治法】滋阴疏肝。

【处方】北沙参　麦冬　当归（各9g）　生地黄（18g）　枸杞子（9g）　川楝子（6g）（原著本方无用量）

水煎服。

【组成巧记】生地祈归冬沙恋。

释义:在生地祈祷归家,冬天的风沙就漫天扬起。

对应药物:生地杞归冬沙楝。

生地、枸杞子、当归、麦冬、沙参、川楝子。

【方解摘要】

生地黄重用,滋阴涵木；

枸杞子滋养肝肾；

当归和血养肝；

麦冬、沙参滋养肺胃之阴,清金制木,培土荣木；

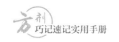
川楝子少量疏肝泄热,理气止痛。

诸药合用,则肝阴得补,肝气得舒。

【注意事项】一贯煎与逍遥散均能疏肝理气,主治肝郁不疏之胁痛。但逍遥散疏肝养血健脾三者并重,主治肝郁兼血虚、脾虚之胁肋疼痛,常兼有头痛目眩、神疲食少等症;本方则重在滋养肝肾之阴,主治阴虚气滞之胁肋疼痛,而见咽干口燥、吞酸吐苦者。

二至丸(原名女贞丹)

《扶寿精方》

【方证提要】五心烦热,潮热盗汗,咽干鼻燥,腰膝酸痛,头晕目眩,失眠健忘,须发早白,舌红苔少,脉细数。

【辨证要点】五心烦热,腰膝酸痛,须发早白,舌红少苔,脉细数。

【证型】肝肾阴虚,阴血不足证。

【治法】补肾养肝。

【处方】冬青子 旱莲草等分(原著本方无用量)

用法:女贞子粉碎成细粉,过筛;墨旱莲加水煎煮2次,每次1小时,合并煎液,滤过,滤液浓缩至适量,加炼蜜60g及水适量,与上述粉末泛丸,干燥即得。

【组成巧记】冬青子(女贞子)、旱莲草(墨旱莲)。

【方解摘要】

冬青子(即女贞子),性平,味甘、苦,归肝、肾经,滋阴补肾,

养肝明目,强健筋骨;

旱莲草性寒,味甘、酸,归肝、肾经,养肝益肾,凉血止血。二药相须为用,共奏补肝肾、强筋骨、乌须发之功。

本方为补益肝肾,滋阴降火常用方。

益胃汤

《温病条辨》

【方证提要】饥不欲食,口干咽燥,大便干结,舌红少津,脉细数。

【辨证要点】饥不欲食,口干咽燥,舌红少津,脉细数。

【证型】胃阴不足证。

【治法】养阴益胃。

【处方】沙参三钱(9g)　麦冬五钱(15g)　冰糖一钱(3g)　细生地五钱(15g)　玉竹一钱五分(4.5g)

水煎服。

【组成巧记】生地玉竹冬沙冰。

释义:生地的玉竹,就像冬天风沙中的冰一样晶莹剔透。

对应药物:生地、玉竹、麦冬、沙参、冰糖。

【方解摘要】

生地、麦冬重用,味甘性寒,养阴益胃、清热生津润燥;

北沙参、玉竹,养阴生津,助生地、麦冬养阴益胃;

冰糖濡润肺胃,调和诸药。

诸药合用养阴益胃。

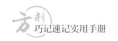

第五节　补阳剂

肾气丸（又名金匮肾气丸、崔氏八味丸）

《金匮要略》

【方证提要】腰痛脚软,身半以下常有冷感,少腹拘急,小便不利,或小便反多,入夜尤甚,阳痿早泄,舌淡而胖,脉虚弱,尺部沉细;以及痰饮,水肿,消渴,脚气,转胞等。

【辨证要点】腰膝酸软,腰以下冷,小便失常,舌淡而胖,脉沉无力。

【证型】肾阳气不足证。

【治法】补肾助阳,化生肾气。

【处方】干地黄八两（24g）　薯蓣　山茱萸各四两（各12g）泽泻　茯苓　牡丹皮各三两（各9g）　桂枝　炮附子各一两（各3g）

蜜丸,每服6g,日2次,白酒或淡盐汤送下;亦可作汤剂,水煎服。

【组成巧记】附子桂枝加六味地黄丸。

六味地黄丸:熟地遇山妖,伏灵泽牡丹(熟地、山萸肉、山药、茯苓、泽泻、丹皮)。

对应药物:附子、桂枝;熟地、山萸肉、山药、茯苓、泽泻、丹皮。

【方解摘要】

干地黄(今多用熟地黄),滋补肾阴,益填精髓。《本草经疏》谓:"干地黄乃补肾家之要药,益阴血之上品"。

山茱萸补肝肾,涩精气;

山药(薯蓣)健脾气,固肾精;

三药相伍,补肾填精,谓之"三补";

附子、桂枝少量,温肾助阳,少火生气;

茯苓健脾益肾,泽泻、丹皮降相火而制虚阳,且茯苓、泽泻均能渗湿泄浊。三者配伍,谓之"三泻",即补中有泻,补而不滞。

诸药相合,阴中求阳,微微生火,鼓舞肾气,是为"少火生气"。

本方原名"崔氏八味丸"。《伤寒杂病论》收载此方,方中乃以大队补精水之品为主,温补之品,药少量轻,意在以辛热之桂、附化其阴精以益肾气。正如柯琴所谓:"此肾气丸纳桂、附于滋阴剂中十倍之一,意不在补火,而在微微生火,即生肾气也。故不曰温肾,而名肾气。"

【注意事项】形体壮实,面黯红油光者慎用;阴虚火旺之遗精滑泄者忌用。

右归丸

《景岳全书》

【方证提要】年老或久病气衰神疲,畏寒肢冷,腰膝软弱,

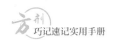

阳痿遗精,或阳衰无子,或饮食减少,大便不实,或小便自遗,舌淡苔白,脉沉而迟。

【辨证要点】腰膝酸软,畏寒肢冷,神疲乏力。

【证型】肾阳不足,命门火衰证。

【治法】温补肾阳,填精益髓。

【处方】熟地黄八两(24g) 炒山药四两(12g) 山茱萸三两(9g) 枸杞子四两(12g) 菟丝子四两(12g) 鹿角胶四两(12g) 炒杜仲四两(12g) 肉桂二两,渐可加至四两(6g) 当归三两(9g) 制附子二两,渐可加至五六两(6g)

蜜丸,每服9g;亦可作汤剂,水煎服。

【组成巧记】附子肉桂温,熟地遇山妖,狗兔鹿归肚。

释义:附子肉桂都是温补之药,熟地遇到山妖,有狗、兔、鹿三种妖怪,统统吃掉,归于肚中。

对应药物:附子肉桂(温),熟地黄山药,枸菟鹿归杜。

附子、肉桂;熟地、山萸肉、山药;

枸杞子、菟丝子、鹿角胶、当归、杜仲。

左归丸、右归丸组成及功效对比见下表:

左归丸	右归丸
熟地遇山妖 狗兔鹿龟牛	附子肉桂温 熟地遇山妖 狗兔鹿归肚
熟地黄山药 枸菟鹿龟牛	附子肉桂 熟地黄山药 枸菟鹿归杜

续表

左归丸	右归丸
熟地黄、山萸肉、山药 枸杞子、菟丝子、鹿胶 龟胶、川牛膝	附子、肉桂 熟地黄、山萸肉、山药 枸杞子、菟丝子、鹿角胶 当归、杜仲
真阴不足证	肾阳不足，命门火衰证
滋阴补肾，填精益髓	温补肾阳，填精益髓

【方解摘要】

附子、肉桂温壮元阳；

鹿角胶温肾阳、益精血；

熟地黄、山茱萸、枸杞子、山药滋阴补肾，填精益髓，养肝补脾，即为"善补阳者，必于阴中求阳，则阳得阴助，而生化无穷"（《类经》）；

菟丝子、杜仲，补肝肾，强腰膝；

当归养血活血，与补肝肾之品共补精血。

诸药合用，温壮肾阳，滋补精血。

第六节　阴阳并补剂

地黄饮子

《黄帝素问宣明论方》

【方证提要】喑痱。舌强不能言，足废不能用，口干不欲

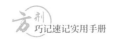
饮,足冷面赤,脉沉细弱。

【辨证要点】舌强不语,足废不用。

【证型】下元虚惫,痰浊阻窍。

【治法】滋肾阴,补肾阳,开窍化痰。

【处方】熟地黄（18g） 巴戟 山茱萸 石斛 肉苁蓉（各9g） 炮附子 五味子 官桂 白茯苓 麦门冬 菖蒲 远志,等分（各6g）（原著本方无用量）

加生姜5片,大枣1枚,薄荷2g,水煎服。

【组成巧记】疏雨从容天,茯苓菖蒲远。富贵麦五斛,姜枣薄荷煮。

诗意:稀疏雨点从容落下的天气里,思绪借着茯苓与菖蒲安神的作用飞远。何为富贵? 有五斛小麦,可煮饮姜枣薄荷茶!

对应药物:熟萸苁蓉天,茯苓菖蒲远。附桂麦五斛,姜枣薄荷(煮)。

熟地、山萸肉、肉苁蓉、巴戟天;茯苓、菖蒲、远志;附子、肉桂、麦冬、五味子、石斛;生姜、大枣、薄荷。

【方解摘要】

熟地黄、山茱萸滋肾填精;

肉苁蓉、巴戟天温补肾阳;

四药相伍,阴阳并补;

附子、肉桂温补肾阳,引火归原;

麦冬、五味子、石斛滋阴敛液,育阴配阳;

茯苓、石菖蒲、远志交通心肾,开窍化痰;

薄荷,轻清疏散,解郁开窍;

生姜、大枣,益气血,调阴阳。

诸药合用,滋补肾阴,温养肾阳,交通心肾,化痰开窍。

龟鹿二仙胶

《医便》

【方证提要】全身瘦削,阳痿遗精,两目昏花,腰膝酸软,久不孕育。

【辨证要点】腰膝酸软,两目昏花,阳痿遗精。

【证型】真元虚损,精血不足证。

【治法】滋阴填精,益气壮阳。

【处方】鹿角十斤(5 000g) 龟板五斤(2 500g) 人参十五两(450g) 枸杞子三十两(900g)

熬胶,初服每日 4.5g,渐加至 9g,空心以酒少许送服。

【组成巧记】龟鹿人狗。

对应药物:龟板胶、鹿角胶;人参、枸杞子。

【方解摘要】

鹿角胶甘咸而温,通督补阳、益精补血;

龟板胶甘咸而寒,通任养阴,滋补阴血;

二味血肉有情之品合用,大补阴阳,填精益髓,滋养阴血;

人参大补元气,健补脾胃,生化气血;

枸杞子益肝肾,补精血,助龟、鹿二胶之力。

四药相合,壮阳滋阴,填精益髓,补气养血,故又能延年益

寿,生精种子。"由是精生而气旺,气旺而神昌,庶几龟鹿之年矣,故曰二仙。"(《古今名医方论》)

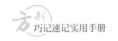

《本草纲目》引《积善堂方》

【方证提要】须发早白,脱发,齿牙动摇,腰膝酸软,梦遗滑精,肾虚不育等。

【辨证要点】须发早白,脱发,腰膝酸软。

【证型】肝肾不足证。

【治法】补益肝肾,乌发壮骨。

【处方】赤白何首乌各一斤(各500g) 赤白茯苓各一斤(各500g) 牛膝酒浸八两(250g) 当归酒浸八两(250g) 枸杞子酒浸八两(250g) 菟丝子酒浸生芽八两(250g) 补骨脂以黑芝麻炒香,四两(120g)

为蜜丸,每服9g,日2服,淡盐水送服。

【组成巧记】乌岭牛归狗捕兔。

释义:乌岭上老牛归家了,猎狗开始捕捉兔子。

对应药物:乌苓牛归枸补菟。

赤白首乌、赤白茯苓、牛膝、当归、枸杞子、补骨脂、菟丝子。

【方解摘要】

赤、白何首乌重用补肝肾,益精血,乌须发,强筋骨;

赤、白茯苓补脾益气,宁心安神,以人乳制用,增强滋补之力;

枸杞子、菟丝子补肝肾,益精血;

当归补血养肝;

牛膝补肝肾,强筋骨,通血脉;

上四味皆用酒浸,以助药力;

补骨脂补肾温阳,固精止遗。

诸药相合,补肝肾,益精血,强筋骨,乌须发,故有"美髯"之名。

补天大造丸

《医学心悟》

【方证提要】虚劳。气短乏力,食少神疲,心悸失眠,腰膝酸软,头晕目眩等。

【辨证要点】气短乏力,头晕心悸,腰膝酸软。

【证型】阴阳气血俱虚。

【治法】补五脏虚损。

【处方】人参二两(60g) 炙黄芪 白术三两(各90g) 当归 枣仁 远志 炒白芍 山药 茯苓各一两五钱(各45g) 枸杞子 大熟地各四两(各120g) 河车一具(1个) 鹿角膏一斤(500g) 龟板膏八两(240g)

蜜丸,每服9g。

【组成巧记】补天紫河车,安神枣仁远。阴血龟四物,川芎换枸杞。阳气鹿四君,甘草易药芪。

释义:补天大造丸紫河车为主药,安神用枣仁、远志。补阴

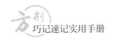

血用龟板胶和四物汤,四物汤中川芎换为枸杞子。补阳气用鹿角胶和四君子汤,四君子汤中甘草换为山药和黄芪。

对应药物:紫河车;枣仁、远志;龟板胶、熟地、枸杞子、当归、白芍;鹿角胶、人参、白术、茯苓、山药、黄芪。

【方解摘要】

紫河车补气养血益精,"疗诸虚百损"(《本草蒙筌》);

人参大补元气;

鹿角胶温阳补血益精;

龟板胶滋阴养血;

黄芪、白术、山药、茯苓补气健脾,合人参以助气血生化;

熟地、枸杞子补肾养血,益精填髓;

当归、白芍,合熟地以滋阴补血;

枣仁、远志宁心安神。

诸药相合,补益五脏虚损。

【注意事项】原书记载本方加减:"阴虚内热甚者,加丹皮二两;阳虚内寒者,加肉桂五钱。"

第九章

固涩剂

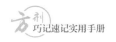

第一节　固表止汗剂

牡蛎散

《太平惠民和剂局方》

【方证提要】自汗、盗汗证。自汗,盗汗,夜卧尤甚,久而不止,心悸惊惕,短气烦倦,舌淡红,脉细弱。

【辨证要点】汗出,心悸,短气,舌淡,脉细弱。

【证型】卫外不固,阴虚心阳不潜。

【治法】敛阴止汗,益气固表。

【处方】黄芪　麻黄根　煅牡蛎各一两(各15g)　上三味为粗散,每服三钱(9g)

加小麦或浮小麦15g,水煎服。

【组成巧记】煅其根脉。

释义:煅打锤炼其根脉,参考孟子"故天将降大任于斯人也,必先苦其心志,劳其筋骨,饿其体肤,空乏其身,行拂乱其所为,所以动心忍性,曾益其所不能。"

对应药物:煅芪根麦。

煅牡蛎、生黄芪、麻黄根、小麦(或浮小麦)。

【方解摘要】

煅牡蛎咸涩微寒,敛阴潜阳,固涩止汗;

生黄芪益气实卫,固表止汗;

麻黄根收涩止汗；

小麦甘凉,益气养阴,清心除烦。

诸药合用,益气固表,敛阴止汗。

第二节　敛肺止咳剂

九仙散

王子昭方,录自《卫生宝鉴》

【方证提要】咳嗽日久不已,咳甚则气喘自汗,痰少而黏,脉虚数。

【辨证要点】久咳不已,甚则喘而自汗,脉虚数。

【证型】久咳伤肺,气阴两伤证。

【治法】敛肺止咳,益气养阴。

【处方】人参　款冬花　桑白皮　桔梗　五味子　阿胶　乌梅各一两（各12g）　贝母半两（6g）　蜜炒罂粟壳八两（9g）

共为粗末,每日三次,每次6g,温开水送服。亦可作汤剂,水煎服。

【组成巧记】五罂梅,舟人娇,花皮贝。

释义:五只罂插着梅花,梅花与小舟上的人儿娇美相映,美人佩戴着彩色花皮的贝壳。罂:古代大腹小口的酒器。

对应药物:五罂梅,舟人胶,花皮贝。

五味子、罂粟壳、乌梅;

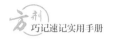

桔梗、人参、阿胶；

款冬花、桑白皮、贝母。见下表：

九	仙	散
五味子	罂粟壳	乌梅
桔梗	人参	阿胶
款冬花	桑白皮	贝母

【方解摘要】

罂粟壳酸涩，敛肺止咳；

五味子、乌梅酸涩敛肺，助罂粟壳敛肺止咳；

人参补益肺气；

阿胶滋养肺阴；

款冬花化痰止咳，降气平喘；

桑白皮清肺泄热，止咳平喘；

贝母清热化痰止咳；

桔梗宣肺祛痰，载药上行。

诸药合用，敛肺止咳、补益气阴。

【注意事项】本方中罂粟壳有毒，不宜多服、久服，方后注曰："嗽住止后服。"

第三节　涩肠固脱剂

真人养脏汤（原名纯阳真人养脏汤）

《太平惠民和剂局方》

【方证提要】大便滑脱不禁,甚则脱肛坠下,腹痛喜温喜按,或下痢赤白,或便脓血,里急后重,日夜无度,不思饮食,舌淡苔白,脉沉迟细。

【辨证要点】大便滑脱不禁,腹痛喜温喜按,食少神疲,舌淡苔白,脉迟细。

【证型】久泻久痢、脾肾虚寒证。

【治法】涩肠固脱,温补脾肾。

【处方】人参　当归　白术各六钱(各6g)　煨肉豆蔻半两(8g)　肉桂　炙甘草各八钱(各6g)　白芍药一两六钱(12g)　木香一两四钱(3g)　诃子一两二钱(9g)　炙罂粟壳三两六钱(9g)

水煎服。

【组成巧记】米壳盒子肉肉香,四君无福白芍当。

释义:添加米壳的盒子中肉很香,四君不敢有这种口福,只吃白芍馅的。

盒子:一种食物,如韭菜盒子。米壳即罂粟壳,食品中严禁添加。

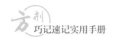

对应药物:米壳诃子肉肉香,四君无茯白芍当。

罂粟壳、诃子、肉豆蔻、肉桂、木香;人参、白术、炙甘草、白芍、当归(四君子汤无茯苓)。

【方解摘要】

罂粟壳重用,涩肠固脱止泻;

诃子苦酸温涩,涩肠止泻;

肉豆蔻温中散寒,涩肠止泻;

肉桂温肾暖脾,兼散阴寒;

人参、白术益气健脾;

当归、白芍养血和营,且白芍又治下痢腹痛;

木香醒脾导滞、行气止痛,使补而不滞;

炙甘草调和诸药,合白芍又能缓急止痛。

诸药合用,补涩结合,标本兼治,滑脱得固,脏腑得养,故名"养脏"。

【注意事项】原书注:"如脏腑滑泄夜起久不瘥者,可加炮附子三四片煎服。"

四神丸

《证治准绳》

【方证提要】五更泄泻,不思饮食,食不消化,或久泻不愈,腹痛喜温,腰酸肢冷,神疲乏力,舌淡,苔薄白,脉沉迟无力。

【辨证要点】五更泄泻,不思饮食,舌淡苔白,脉沉迟无力。

【证型】脾肾阳虚。

【治法】温肾暖脾,固肠止泻。

【处方】肉豆蔻二两(6g)　补骨脂四两(12g)　五味子二两(6g)　吴茱萸浸炒一两(3g)

丸剂,每服 6~9g,日 2 次,用淡盐汤或温开水送服;亦作汤剂,加姜 6g、枣 10 枚,水煎服。

【组成巧记】骨肉无五味,生姜大枣配。

释义:骨肉做得没有五味,就配上生姜和大枣吧。

对应药物:骨肉吴五味,生姜大枣配。补骨脂、肉豆蔻、吴茱萸、五味子;生姜、大枣。

【方解摘要】

补骨脂重用,温补命门,命门火旺,可暖脾土,脾健肠固,可止久泻;

肉豆蔻温脾暖胃,涩肠止泻;

吴茱萸温暖脾肾以散阴寒;

五味子温敛收涩,固肾益气,涩肠止泻;

生姜温胃散寒,大枣补脾养胃。

诸药合用,温肾暖脾,涩肠止泻。

《普济本事方》载二神丸(肉豆蔻、补骨脂)主治"脾肾虚弱,全不进食",五味子散(五味子、吴茱萸)专治肾泄。两方合之,温补固涩之功皆著,《绛雪园古方选注》谓"四种之药,治肾泄有神功也",故冠之"四神"。

【注意事项】《医方集解》强调本方服法应"临睡前时淡盐汤或白开水送下",并释云"若平旦服之,至夜药力已尽,不能敌一夜之阴寒故也"。

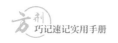

桃花汤

《伤寒论》

【方证提要】虚寒痢。下痢不止,或滑脱不禁,便脓血,色暗,腹痛喜温喜按,舌淡苔白,脉迟弱或微细。

【辨证要点】久痢不愈,便脓血,色暗,腹痛喜温喜按,舌淡苔白,脉迟弱。

【证型】脾肾阳虚,固摄无权。

【治法】涩肠止痢,温中散寒。

【处方】赤石脂一半全用,一半筛末,一斤(20g)　干姜一两(12g)　粳米一升(15g)

水煎服。

【组成巧记】赤石干将迷。

释义:桃花般色彩的红色石头令干将着迷。

对应药物:赤石干姜米。

赤石脂、干姜、粳米。

【方解摘要】

赤石脂酸涩,固涩下焦,涩肠止痢;

干姜辛温,温中散寒止泻;

粳米甘缓性平,养胃和中。

三药合用,涩肠止痢、温中散寒。

【注意事项】本方赤石脂一半入煎剂,一半为末服,以直入肠道,涩肠止利。若一服愈,余勿服。

驻车丸

《延年秘录》,录自《外台秘要》

【方证提要】久痢赤白,休息痢。便下脓血,赤白相兼,或时作时止,里急后重,腹痛绵绵,心中烦热,舌红少苔,脉细数。

【辨证要点】痢下赤白相兼,里急后重,腹痛绵绵,心中烦热,舌红少苔,脉细数。

【证型】湿热蕴结,阴液耗伤。

【治法】清热燥湿,养阴止痢。

【处方】黄连六两(18g)　干姜二两(6g)　当归三两(9g)　炙阿胶三两(9g)

上为丸(原书加三年醋为丸),每服 6~9g,一日 2~3 次,空腹时用米汤或温开水吞下。亦可水煎服。

【组成巧记】黄连干姜归阿娇。

释义:黄连、干姜都归属于阿娇。

对应药物:黄连干姜归阿胶。

黄连、干姜、当归、阿胶。

【方解摘要】

黄连苦寒,清热燥湿,为治痢要药;

阿胶滋阴养血,当归养血和血,两药养阴扶正,可制黄连苦燥之性,黄连则可防阿胶滋腻之弊;

干姜温中祛湿与黄连相配,辛开苦降,同时防黄连损伤中阳;

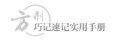
以老醋为丸,取其酸收敛阴之性。

诸药相配,清热燥湿、养阴止痢。

第四节　涩精止遗剂

金锁固精丸

《医方集解》

【方证提要】肾虚不固之遗精。遗精滑泄,腰疼耳鸣,四肢酸软,神疲乏力,舌淡苔白,脉细弱。

【辨证要点】遗精滑泄,腰痛耳鸣,舌淡苔白,脉细弱。

【证型】肾虚精关不固。

【治法】补肾涩精。

【处方】沙苑蒺藜炒　芡实蒸　莲须各二两(各12g)　炙龙骨　煅牡蛎各一两(各6g)

丸剂,每服9g,日2次,淡盐汤或开水送下;亦可作汤剂,加入莲子肉10g,水煎服。

【组成巧记】沙苑肉虚龙牡实。

释义:沙苑里肉相对虚软而龙骨、牡蛎相对硬实。

对应药物:沙苑肉须龙牡实。

沙苑蒺藜、莲肉、莲须、龙骨、牡蛎、芡实。

【方解摘要】

沙苑蒺藜甘温,补肾固精,《本经逢原》谓其"为泄精虚劳

要药,最能固精";

莲肉补肾涩精,莲须固肾涩精,芡实益肾固精,四药合用,增强补肾固精之力;

龙骨、牡蛎收敛固涩,重镇安神。

诸药合用,补肾涩精。标本兼顾,以涩为主。本方固精关,专为肾虚滑精者而设,故名"金锁固精"。

桑螵蛸散

《本草衍义》

【方证提要】心肾两虚之尿频或遗尿、遗精证。小便频数,或尿如米泔色,或遗尿,或滑精,心神恍惚,健忘,舌淡苔白,脉细弱。

【辨证要点】尿频或遗尿,心神恍惚,舌淡苔白,脉细弱。

【证型】心肾两虚,水火不交。

【治法】调补心肾,固精止遗。

【处方】桑螵蛸 远志 菖蒲 龙骨 人参 茯神 当归 炙龟甲,以上各一两(各 10g)

共研细末,每服 6g,睡前以人参汤调下;亦可作汤剂,水煎服。

【组成巧记】桑飘人神归,菖蒲龙龟远。

释义:桑叶飘落,人神归来,菖蒲丛中,龙龟远去。

对应药物:桑螵人神归,菖蒲龙龟远。

桑螵蛸、人参、茯神、当归;菖蒲、龙骨、龟甲、远志。

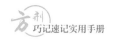

【方解摘要】

桑螵蛸甘咸平,入肾经,补肾固精止遗;

人参补益心气,安神定志;

龙骨甘平,涩精止遗,镇心安神;

龟板滋阴而补肾;

四药合用,补益心肾,滋阴涩精;

当归调补心血;

茯神宁心安神,使心气下达于肾;

远志安神定志,通肾气上达于心;

石菖蒲开心窍,益心志。

诸药合用,补肾固精,交通心肾,固精止遗。

缩泉丸(原名固真丹)

《魏氏家藏方》

【方证提要】小便频数,或遗尿不禁,舌淡,脉沉弱。

【辨证要点】尿频,遗尿,舌淡,脉沉弱。

【证型】肾气虚弱,膀胱虚寒证。

【治法】温肾祛寒,缩尿止遗。

【处方】天台乌药　炒益智仁大者,各等分(各9g)　山药

为糊丸,每服6g,日2次;亦可作汤剂,加山药6g,水煎服。

【组成巧记】乌山一智仁。

释义:乌山有一智仁。(福州自古别称"三山",三山分别是

于山、屏山和乌山。乌山位于市中心,其高度是三山之首,为道

教圣地,山顶有吕洞宾的道场。)

对应药物:乌山益智仁。

乌药、山药、益智仁。

【方解摘要】

益智仁温肾固精,缩小便;

乌药行气散寒,能除膀胱肾间冷气,止小便频数;

山药健脾补肾,固涩精气。

三药合用,温肾祛寒,缩尿止遗。

第五节　固崩止带剂

固冲汤

《医学衷中参西录》

【方证提要】血崩或月经过多,或漏下不止,色淡质稀,心悸气短,神疲乏力,腰膝酸软,舌淡,脉细弱。

【辨证要点】出血量多,色淡质稀,腰膝酸软,舌淡,脉微弱。

【证型】脾肾虚弱,冲脉不固证。

【治法】益气健脾,固冲摄血。

【处方】炒白术一两(30g)　生黄芪六钱(18g)　煅龙骨八钱(24g)　煅牡蛎八钱(24g)　萸肉八钱(24g)　生杭芍四钱(12g)　海螵蛸四钱(12g)　茜草三钱(9g)　棕边炭二钱

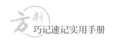

（6g） 五倍子轧细,药汁送服,五分（1.5g）

水煎服。

【组成巧记】芪术萸芍棕榈炭,五倍龙牡海螵茜。

对应药物:黄芪、白术、山萸肉、白芍、棕榈炭;五倍子、煅龙骨、煅牡蛎、海螵蛸、茜草。

【方解摘要】

白术重用,与黄芪相伍,补气健脾,益气摄血;

山茱萸、白芍补益肝肾、养血敛阴、调固冲任;

棕榈炭、五倍子、煅龙骨、煅牡蛎收敛固涩止血;

海螵蛸、茜草化瘀止血,止血不留瘀。

诸药合用,共奏益气健脾、固冲止血之功。

固经丸

《丹溪心法》

【方证提要】阴虚血热之崩漏。月经过多,或崩中漏下,血色深红或紫黑稠黏,手足心热,腰膝酸软,舌红,脉弦数。

【辨证要点】血色深红甚或紫黑稠黏,舌红,脉弦数。

【证型】阴虚血热,冲任不固。

【治法】滋阴清热,固经止血。

【处方】炒黄芩 炒白芍 炙龟板各一两（各30g） 炒黄柏三钱（9g） 椿树根皮七钱半（22.5g） 香附子二钱半（7.5g）

酒糊丸,每服6g,日2次,温开水送服;亦可作汤剂,水煎服。

【组成巧记】春闺柏芩白芍香。

诗意：一曲柏琴依芍香，万般寂寥绕闺房。

对应药物：椿龟柏芩白芍香。

椿树根皮、龟板、黄柏、黄芩、白芍、香附。

【方解摘要】

龟板滋养肝肾，潜阳制火；

白芍敛阴益血以养肝；

黄柏泻火坚阴，黄芩清热泻火止血；

椿根皮，苦涩而凉，固经止血；

香附少量，辛苦微温，行气活血，防苦寒留瘀，兼可调经。

诸药合用，滋阴清热，固经止血。

易黄汤

《傅青主女科》

【方证提要】带下黏稠量多，色黄如浓茶汁，其气腥秽，舌红、苔黄腻者。

【辨证要点】带下色黄，气腥秽，舌苔黄腻。

【证型】脾肾虚弱，湿热带下。

【治法】补益脾肾，清热祛湿，收涩止带。

【处方】炒山药一两（30g） 炒芡实一两（30g） 盐水炒黄柏二钱（6g） 酒炒车前子一钱（3g） 白果十枚（12g）

水煎服。

【组成巧记】鸡头山妖果百车。

释义：鸡头的山妖押着上百车水果往山上运（爱吃水果的

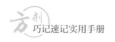

山妖)。

鸡头米:即芡实。

对应药物:鸡头山药果柏车。

芡实、山药、白果、黄柏、车前子。

【方解摘要】

炒山药、炒芡实重用,补脾益肾,固涩止带,《本草求真》曰:"山药之阴,本有过于芡实,而芡实之涩,更有甚于山药。"二者"专补任脉之虚"(《傅青主女科》)。

白果收涩止带;

黄柏少量,清热燥湿,车前子清热利湿。

诸药合用,补益脾肾,清热祛湿,收涩止带。

第十章

安神剂

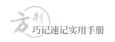

第一节　重镇安神剂

朱砂安神丸

《内外伤辨惑论》

【方证提要】心神烦乱,失眠多梦,惊悸怔忡,或胸中懊恼,舌尖红,脉细数。

【辨证要点】心神烦乱,惊悸,失眠,舌红,脉细数。

【证型】心火亢盛,阴血不足证。

【治法】镇心安神,清热养血。

【处方】朱砂水飞为衣,五钱(1g)　甘草五钱五分(15g)　黄连六钱(15g)　当归二钱五分(8g)　生地黄一钱五分(6g)

上药研末,炼蜜为丸,每次 6~9g,临睡前温开水送服;亦可作汤剂,水煎服,朱砂研细末冲服 1g。

【组成巧记】砂连生地路当归。

释义:砂砾连绵,生地荒凉,应当赶紧走上归家的路。

对应药物:砂连生地蕗当归。

朱砂、黄连、生地、甘草、当归。

【方解摘要】

朱砂寒降,入心经,镇心安神,清心火;

黄连苦寒,泻心火以除烦热;

生地黄清热滋阴,当归养血;

甘草和中防朱砂质重碍胃,并调和诸药。

诸药合用,镇心安神,定悸除烦,清热养血,故名"安神"。

【注意事项】朱砂含硫化汞,不宜多服、久服,以防汞中毒;素体脾胃虚弱者慎用。

磁朱丸(原名神曲丸)

《备急千金要方》

【方证提要】视物昏花,耳鸣耳聋,心悸失眠。亦治癫痫。

【辨证要点】心悸失眠,耳鸣耳聋,视物昏花。

【证型】心肾不交证。

【治法】重镇安神,交通心肾。

【处方】磁石二两(60g)　光明砂一两(30g)　神曲四两(120g)

上药研末,炼蜜为丸,每次 3g,日 2 次,温水送服。

【组成巧记】磁石,朱砂,神曲。

磁朱丸,方名含磁石、朱砂两味药,再加一味神曲护胃,共三味药。

【方解摘要】

磁石入肾,益阴潜阳,镇摄心神;

朱砂入心,重镇安神,清心定志;

两药相合,镇摄浮阳,交通心肾,肾精上输,心火得平;

重用神曲健胃和中,既助石药之运化,又防重镇伤胃;

炼蜜为丸,取其补中益胃,缓和药性。

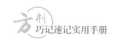
磁石、朱砂相合,既可重镇安神,又可平肝潜阳,故能治心肝阳亢、肝风上扰、心神失宁之癫痫,柯琴称本方为"治癫痫之圣剂"。

【注意事项】方中磁石、朱砂均为重坠之品,不宜久服重用。

珍珠母丸(原名真珠丸)

《普济本事方》

【方证提要】入夜少寐,时而惊悸,头目眩晕,脉细弦。

【辨证要点】少寐、惊悸、眩晕、脉细弦。

【证型】心肝阳亢,阴血不足,神志不宁证。

【治法】镇心安神,平肝潜阳,滋阴养血。

【处方】真珠母三分(1g) 当归 熟干地黄各一两半(各45g) 人参 炒酸枣仁 柏子仁各一两(各30g) 犀角(水牛角代) 茯神 沉香 龙齿各半两(各15g)

上药研末,炼蜜为丸,辰砂为衣,每服 3g,日 2 次,温开水或金银花、薄荷汤送服。

【组成巧记】真龙归人熟地神,双仁金牛河砂沉。

释义:真龙化身的归人,成为熟地的神,双仁把铸好的金牛沉入河砂,以作纪念。

对应药物:珍龙归人熟地神,双仁金牛荷砂沉。

珍(真)珠母、龙齿、当归、人参、熟地、茯神;酸枣仁、柏子仁、金银花、犀角(水牛角代)、薄荷、辰砂、沉香。

【方解摘要】

珍珠母、龙齿平肝潜阳、镇心安神,除惊定悸;

人参、当归、熟地黄养阴血、益心气；

酸枣仁、柏子仁、茯神安神定志；

犀角镇惊而清心，兼清阳亢之热；

沉香摄纳浮阳；

辰砂为衣，金银花、薄荷汤送下，可增平肝镇惊、清热安神之效。

诸药配伍，标本兼顾，镇心安神、平肝潜阳、滋阴养血。

桂枝甘草龙骨牡蛎汤

《伤寒论》

【方证提要】心悸怔忡，失眠多梦，烦躁不安，面色㿠白，舌质淡胖嫩，苔白滑，脉弱；或见胸闷气短，畏寒肢冷，自汗乏力，面唇青紫，舌质紫暗，脉结或代等。

【辨证要点】心悸怔忡，失眠多梦，烦躁不安，苔白滑，脉弱。

【证型】心阳虚损，神志不安证。

【治法】潜镇安神，温通心阳。

【处方】桂枝一两（15g）　炙甘草二两（30g）　牡蛎熬，二两（30g）　龙骨二两（30g）

水煎服。

【组成巧记】桂枝甘草龙骨牡蛎汤方名含全部药物组成。

对应药物：桂枝、炙甘草、龙骨、牡蛎。

【方解摘要】

龙骨、牡蛎固涩潜阳，收敛浮越之心阳，安神止烦；

桂枝辛温，甘草甘温，取法桂枝甘草汤之意，辛甘养阳，以

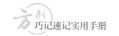
温复心阳；

甘草调药和中。

四者相合,潜镇安神,收敛浮阳,温通心阳。

第二节　补养安神剂

天王补心丹

《校注妇人良方》

【方证提要】心悸怔忡,虚烦失眠,神疲健忘,或梦遗,手足心热,口舌生疮,大便干结,舌红少苔,脉细数。

【辨证要点】心悸失眠,手足心热,舌红少苔,脉细数。

【证型】阴虚血少,神志不安证。

【治法】滋阴养血,补心安神。

【处方】人参　茯苓　玄参　丹参　桔梗　远志各五钱(各5g)　当归　五味子　麦门冬　天门冬　柏子仁　炒酸枣仁各一两(9g)　生地黄四两(12g)

上药共为细末,炼蜜为小丸,用朱砂水飞 9~15g 为衣,每服6~9g,温开水送下,或竹叶煎汤送服;亦可作汤剂,水煎服。

【组成巧记】二仁生地二冬砂,五福远舟三参归。

释义:二仁在生地历经两个冬天的风沙(砂),五福号远航的舟楫满载着三参(人参、玄参、丹参)归来。("二二五三")

对应药物:二仁生地二冬砂,五茯远舟三参归。

酸枣仁、柏子仁、生地、天冬、麦冬、朱砂；

五味子、茯苓、远志、桔梗、人参、玄参、丹参、当归。

【方解摘要】

生地黄重用，滋阴血，清虚热；

天冬、麦冬滋阴清热；

酸枣仁、柏子仁养心安神；

当归补心血；

人参大补元气，宁心安神；

五味子酸收敛阴，养心安神；

茯苓、远志养心安神，交通心肾；

玄参滋阴降火，制虚火上炎；

丹参清心活血，可使诸药补而不滞；

朱砂镇心安神，兼治其标；

桔梗为舟楫，载药上行，引入心经。

诸药相伍，滋阴养血、补心安神。

酸枣仁汤

《金匮要略》

【方证提要】肝血不足，虚热内扰之虚烦不眠证。虚烦失眠，心悸不安，头目眩晕，咽干口燥，舌红，脉弦细。

【辨证要点】虚烦失眠，咽干口燥，舌红，脉弦细。

【证型】肝血不足，虚热内扰。

【治法】养血安神，清热除烦。

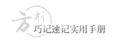

【处方】酸枣仁二升（15g） 甘草一两（3g） 知母二两（6g）
茯苓二两（6g） 川芎二两（6g）

水煎服。

【组成巧记】酸枣川兄服知甘。

释义：酸枣川兄吃起来知道是有甘甜味的。

对应药物：酸枣川芎茯知甘。

酸枣仁、川芎、茯苓、知母、甘草。

【方解摘要】

酸枣仁重用，养血补肝，宁心安神；

茯苓宁心安神；

知母滋阴润燥、清热除烦；

川芎之辛散，调肝血，疏肝气；

甘草和中缓急，调和诸药。

诸药相合，养血安神、清热除烦。

【注意事项】重用酸枣仁，且需先煎。酸枣仁、知母有缓下作用，腹泻或便溏者适减。

甘麦大枣汤

《金匮要略》

【方证提要】脏躁。精神恍惚，常悲伤欲哭，不能自主，心中烦乱，睡眠不安，甚则言行失常，呵欠频作，舌淡红苔少，脉细略数。

【辨证要点】精神恍惚，悲伤欲哭。

【证型】心阴不足，肝气失和，心神失宁。

【治法】养心安神,和中缓急。

【处方】甘草三两(9g) 小麦一升(15g) 大枣十枚(10枚)

水煎服。

【组成巧记】甘麦大枣汤方名含全部药物组成。

对应药物:甘草、小麦、大枣。

【方解摘要】

小麦重用,甘凉,补心养肝,益阴除烦,宁心安神,正如《灵枢·五味》曰:"心病者,宜食麦";

甘草甘平,补养心气,和中缓急;

大枣甘温质润,益气和中,润燥缓急。

三药相合,养心安神、和中缓急。亦属"肝苦急,急食甘以缓之"(《素问·脏气法时论》)之法。

养心汤

《仁斋直指方论》

【方证提要】神思恍惚,心悸易惊,失眠健忘,舌淡苔白,脉细弱。

【辨证要点】神思恍惚,惊悸易惊,失眠健忘,舌淡脉细。

【证型】气血不足,心神不宁证。

【治法】补益气血,养心安神。

【处方】黄芪炙 白茯苓 茯神 半夏曲 当归 川芎各半两(各15g) 远志 辣桂 柏子仁 炒酸枣仁 北五味子人参各一分(各8g) 炙甘草四钱(12g)

加生姜5片,大枣2枚,水煎服。

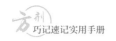
【组成巧记】养心四君术成神,齐归桂兄半夏曲,五百远志仁大江。

释义:养心四君子中白术成了神,一齐归去,桂兄唱起半夏的歌曲,五百分的远大志向,仁爱连绵不绝如大江。

对应药物:四君子汤白术变成茯神:人参、茯神、茯苓、甘草,芪归桂芎半夏曲,五柏远志仁大姜。

人参、茯神、茯苓、甘草;黄芪、当归、肉桂、川芎、半夏曲;五味子、柏子仁、远志、酸枣仁、大枣、生姜。

对比归脾汤的组成、功效及主治见下表:

归脾汤《济生方》	养心汤《仁斋直指方论》
1. 心脾气血两虚证 2. 脾不统血证	气血不足,心神不宁证
益气补血,健脾养心	补益气血,养心安神
参术神草齐归乡 龙眼远志仁大江	养心四君术成神 齐归桂兄半夏曲 五百远志仁大江
人参、白术、茯神、炙甘草 黄芪、当归	人参、茯神、茯苓、甘草 黄芪、当归
木香	肉桂、川芎、半夏曲
龙眼、远志 酸枣仁、大枣、生姜	五味子、柏子仁、远志 酸枣仁、大枣、生姜

【方解摘要】

黄芪、人参补脾益气;

当归补血养心,与黄芪、人参配伍,气血双足;

茯神、茯苓养心安神;

酸枣仁、柏子仁、远志、五味子养心安神定悸;

半夏曲和胃消食,与黄芪、人参补脾和中,以资气血生化;

辣桂(肉桂)引火归原,温养而鼓舞气血生长;

川芎调肝和血,且使诸药补而不滞;

生姜、大枣增强益脾和中、调和气血;

甘草调和诸药,与参、芪为伍,助增益气。

诸药配伍,补益气血,养心安神,故以"养心"名方。

第三节　交通心肾剂

交泰丸

《韩氏医通》

【方证提要】怔忡不宁,或夜寐不安,口舌生疮。

【辨证要点】心悸怔忡、失眠、脉细数。

【证型】心火偏亢,心肾不交证。

【治法】交通心肾。

【处方】川黄连五钱(15g)　肉桂心五分(1.5g)

蜜丸,每服 3g,日 2 次,温开水送下;亦可作汤剂,水煎服。

【组成巧记】黄连肉桂十比一。

连清心,桂温肾,心肾相交可安神。

对应药物:黄连、肉桂。

【方解摘要】

黄连,苦寒入心,清降心火;

肉桂,辛热入肾,温助肾阳。二药相伍,使心火得降,肾阳得复,肾水上承,心肾相交,《韩氏医通》赞其"能使心肾交于顷刻"。

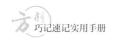

《伤寒论》

【方证提要】心中烦热,失眠不得卧,口燥咽干,舌红苔少,脉细数。

【辨证要点】心烦失眠,舌尖红,脉细数。

【证型】阴虚火旺,心肾不交证。

【治法】滋阴降火,除烦安神。

【处方】黄连四两（12g）　黄芩二两（6g）　芍药二两（6g）鸡子黄二枚（2枚）　阿胶三两（9g）

水煎服,阿胶烊化,鸡子黄搅匀冲服。

【组成巧记】黄连阿胶汤,芩芍鸡子黄。

对应药物:黄连阿胶,芩芍鸡子黄。

黄连、阿胶;黄芩、芍药、鸡子黄。

【方解摘要】

黄连苦寒入心,清降心火;

阿胶滋阴补血;

二药相伍,降心火,滋肾阴,水火共济,心肾相交,宁心安神;

黄芩苦寒,助黄连清热泻火;

芍药酸甘,养血滋阴,助阿胶滋补肾水;

鸡子黄,养心补肾,并能安中。

诸药相伍,降心火、补肾水,交通心肾。

第十一章　开窍剂

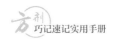

第一节 凉开剂

安宫牛黄丸

《温病条辨》

【方证提要】高热烦躁,神昏谵语,或舌謇肢厥,舌红或绛,脉数。亦治中风昏迷,小儿惊厥,属邪热内闭者。

【辨证要点】高热烦躁,神昏谵语,舌红或绛,脉数。

【证型】邪热内陷心包证。

【治法】清热解毒,豁痰开窍。

【处方】牛黄一两(30g) 郁金一两(30g) 犀角(水牛角代)一两(30g) 黄连一两(30g) 朱砂一两(30g) 梅片二钱五分(7.5g) 麝香二钱五分(7.5g) 真珠五钱(15g) 山栀一两(30g) 雄黄一两(30g) 黄芩一两(30g)

炼蜜为丸,每丸一钱(3g),金箔为衣。口服,一次1丸。小儿3岁以内,一次1/4丸;4~6岁,一次1/2丸。一日1~3次。昏迷不能口服者,可鼻饲给药。

【方解摘要】

牛黄苦凉,清心解毒,豁痰开窍;

犀角(水牛角)咸寒,清心凉血解毒;

麝香芳香走窜,通达十二经,芳香开窍醒神;

三味相配,清心开窍,凉血解毒。

黄连、黄芩、山栀苦寒清热,泻火解毒,增牛黄、犀角清解热毒之力;

冰片、郁金芳香辟秽,通窍开闭,加强麝香开窍醒神之功;

雄黄助牛黄以劫痰解毒;

朱砂、珍珠清热镇心安神;

金箔为衣,亦取其重镇安神之效。

用炼蜜为丸,和胃调中。诸药配伍,清热解毒,芳香开窍。

【注意事项】原书在用法中指出:"脉虚者,人参汤下。"脉虚为正不胜邪之兆,取人参补气扶正、托邪外出之功,此时应严密观察病情的变化,慎防其由闭转脱;"脉实者,银花、薄荷汤下",是增强其清热透散之效。

紫雪

《苏恭方》,录自《外台秘要》

【方证提要】高热烦躁,神昏谵语,痉厥,口渴唇焦,尿赤便秘,舌质红绛,苔干黄,脉数有力或弦数;以及小儿热盛厥。

【辨证要点】高热烦躁,神昏谵语,痉厥,舌红绛,苔干黄,脉数有力。

【证型】热盛动风证。

【治法】清热开窍,息风止痉。

【处方】黄金百两(3 000g)　寒水石三斤(1 500g)　石膏三斤(1 500g)　磁石三斤(1 500g)　滑石三斤(1 500g)　玄参一斤(500g)　羚羊角屑五两(150g)　犀角屑(水牛角代)五

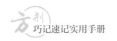

两（150g） 升麻一升（250g） 沉香五两（150g） 丁子香一两
（30g） 青木香五两（150g） 炙甘草八两（240g）

口服，一次1.5~3g，一日2次。周岁小儿一次0.3g，每增1
岁，递增0.3g，每日1次；五岁以上小儿遵医嘱，酌情服用。

【方解摘要】

犀角（水牛角代）咸寒，清心凉血解毒；

羚羊角咸寒，清热凉肝息风；

麝香芳香走窜，开窍醒神；

三药配伍，清热开窍息风；

生石膏辛甘大寒，寒水石辛咸大寒，二者清热泻火，除烦
止渴；

滑石甘淡而寒，清热利窍，引热下行；

硝石、朴硝泻热通便，釜底抽薪；

玄参滋阴清热凉血；

升麻清热解毒透邪；

青木香、丁香、沉香芳香行气通窍，配伍麝香，增强开窍醒
神之功；

黄金、朱砂、磁石重镇安神，并能潜镇肝阳，以除烦止痉；

甘草调药和中，防寒凉伤胃。本药呈"霜雪紫色"，且药性
大寒犹如"霜雪"，故取"紫雪"之名。

【注意事项】本方以金石重坠与辛香走窜之品为主，服用
过量有损元气，故应中病即止。

至宝丹

《灵苑方》引郑感方,录自《苏沈良方》

【方证提要】神昏谵语,身热烦躁,痰盛气粗,舌绛苔黄垢腻,脉滑数。亦治中风、中暑、小儿惊厥属于痰热内闭者。

【辨证要点】神昏谵语,身热烦躁,痰盛气粗,舌绛苔黄垢腻,脉滑数。

【证型】痰热内闭心包证。

【治法】清热开窍,化浊解毒。

【处方】生乌犀(水牛角代)　生玳瑁　琥珀　朱砂　雄黄各一两(各30g)　牛黄　龙脑　麝香各一分(各0.3g)　安息香一两半,酒浸,重阳煮令化,滤去滓,约取一两净(30g)　金银箔各五十片

研末为丸,每丸重3g,每服1丸,一日1次,小儿酌减。

【方解摘要】

麝香芳香开窍醒神;

牛黄豁痰开窍清热,合犀角(水牛角代)清心凉血解毒;

冰片(龙脑)、安息香辟秽化浊,芳香开窍,合麝香,开窍之力显增;

玳瑁清热解毒,镇心安神,息风定惊,可增强犀角、牛黄清热解毒之力;雄黄助牛黄豁痰解毒;

朱砂重镇安神,又清心火;

琥珀镇惊安神;

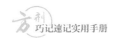

金箔、银箔镇心安神定惊,与朱砂、琥珀同用,加强重镇安神之力。

全方由贵重药材组成,治病救危,疗效卓著,故称"至宝丹"。

【注意事项】原书用法为人参汤送服,意在借人参之力以益气扶正祛邪,适用于病情较重,正气虚弱者。又有"血病,生姜、小便化下"一法,意取童便滋阴降火行瘀,生姜辛散祛痰止呕之功,以痰热尤盛、脉实者为宜。

第二节　温开剂

苏合香丸(原名吃力伽丸)

《广济方》,录自《外台秘要》

【方证提要】寒闭证。突然昏倒,牙关紧闭,不省人事,苔白,脉迟。亦治心腹猝痛,甚则昏厥。中风、中气及感受时行瘴疠之气等属寒凝气滞之闭证者。

【辨证要点】突然昏倒,不省人事,牙关紧闭,苔白,脉迟。

【证型】寒凝气滞,蒙蔽清窍。

【治法】温通开窍,行气止痛。

【处方】吃力伽　光明砂研　麝香当门子　诃黎勒皮　香附子中白　沉香重者　青木香　丁子香　安息香　白檀香　荜茇上者　犀角(水牛角代)各一两(各30g)　熏陆香　苏合

香 龙脑香各半两(各15g)

口服,每次1丸,小儿酌减,一日1~3次,温开水送服。昏迷不能口服者,可鼻饲给药。

【方解摘要】

苏合香、麝香、龙脑香(冰片)、安息香芳香开窍醒神,辟秽化浊;

香附理气解郁;

青木香行气止痛;

沉香降气温中,温肾纳气;

白檀香行气和胃;

熏陆香(乳香)调气活血定痛;

丁香温中降逆,治心腹冷痛;

荜茇,配合诸香温中散寒止痛;

犀角(水牛角代)清心解毒,朱砂镇心安神,二药性寒,但与大队温热之品相伍,去性存用,取其醒神开窍之力;

吃力伽(白术)补气健脾,燥湿化浊,诃子温涩敛气,二药一补一敛,防辛散走窜太过,耗气伤正。

本方原载《外台秘要》引《广济方》,名吃力伽丸(吃力伽即白术),《苏沈良方》更名为苏合香丸。原方以白术命名,提示开窍行气之方,勿忘补气扶正之意。

【注意事项】方中药物辛香走窜,有损胎气,孕妇忌用。

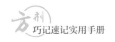

第一节　行气剂

越鞠丸(又名芎术丸)

《丹溪心法》

【方证提要】胸膈痞闷,脘腹胀痛,嗳腐吞酸,恶心呕吐,饮食不消。

【辨证要点】胸膈满闷,脘腹胀痛,饮食不消。

【证型】气血痰火湿食"六郁"。

【治法】行气解郁。

【处方】香附　苍术　川芎　栀子　神曲各等分(各6~10g)

水丸,每服6~9g,温开水送下;亦可作汤剂,水煎服。

【组成巧记】先记下六字"真言":气血、痰湿、火食。

气附血川芎,痰无湿苍术,火栀食神曲。

越鞠丸组成及功效见下表:

气——香附		血——川芎
痰——?（请思考） 五郁得解,痰郁自消		湿——苍术
火——栀子		食——神曲

对应药物:香附、川芎;苍术;栀子、神曲。

【方解摘要】参见上表。

【注意事项】本方示人以治郁大法,临床使用时可视何郁为重,以调整相应药物之用量。若气郁偏重,可重用香附;血郁偏重,可重用川芎;湿郁偏重,可重用苍术;食郁偏重,可重用神曲;火郁偏重,可重用栀子;痰郁偏重,宜酌加瓜蒌、半夏等以助化痰行滞。

柴胡疏肝散

《证治准绳》

【方证提要】胁肋疼痛,胸闷喜太息,情志抑郁或易怒,或嗳气,脘腹胀满,脉弦。

【辨证要点】胁肋胀痛,脉弦。

【证型】肝气郁滞证。

【治法】疏肝解郁,行气止痛。

【处方】炒陈皮　柴胡各二钱(各6g)　川芎　炒枳壳　芍药各一钱半(各4.5g)　炙甘草五分(1.5g)　香附一钱半(4.5g)
水煎服。

【组成巧记】四逆用枳壳,香附川芎陈。

对应药物:柴胡、芍药、枳壳、甘草;香附、川芎、陈皮。

【方解摘要】本方以四逆散易枳实为枳壳,加香附、川芎、陈皮而成。

柴胡苦辛入肝胆,擅疏肝解郁;

香附味辛入肝,疏肝行气止痛;

川芎辛温入肝胆,行气活血止痛;

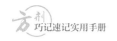

陈皮理气行滞而和胃,醋炒以入肝行气;

枳壳行气止痛以疏理肝脾;

芍药养血柔肝,缓急止痛,与柴胡相伍,养肝之体,利肝之用,且防诸辛香之品耗伤气血;

甘草调和药性,与白芍相合,缓急止痛;

诸药相合疏肝解郁,行气止痛。

【注意事项】但本方药性芳香辛燥,不宜久煎;易耗气伤阴,不宜久服,且孕妇慎用。

金铃子散

《太平圣惠方》,录自《袖珍方》

【方证提要】胸腹、胁肋、脘腹诸痛,或痛经、疝气痛,时发时止,口苦,舌红苔黄,脉弦数。

【辨证要点】胸腹胁肋疼痛,口苦,舌红苔黄,脉弦数。

【证型】肝郁化火证。

【治法】疏肝泄热,活血止痛。

【处方】金铃子、延胡索各一两(各9g)

上为末,每服二三钱(6~9g),酒调下,温汤亦可。

即上药为末,每服6~9g,酒或开水冲服;亦可作汤剂,水煎服。

【组成巧记】金铃子散=金铃子(川楝子)+延胡索

【方解摘要】

金铃子味苦性寒,疏肝行气,泄肝止痛;

延胡索苦辛性温,行气活血止痛;

服用酒下,借其药势;

诸药合用,既可行气活血止痛,又可疏肝泄热。

瓜蒌薤白白酒汤

《金匮要略》

【方证提要】胸痹。胸部闷痛,甚至胸痛彻背,咳唾喘息,短气,舌苔白腻,脉沉弦或紧。

【辨证要点】胸中闷痛,喘息短气,舌苔白腻,脉弦紧。

【证型】胸阳不振,痰阻气滞。

【治法】通阳散结,行气祛痰。

【处方】瓜蒌实捣,一枚(24g) 薤白半升(12g) 白酒七升(适量)

加酒适量,水煎服。

【组成巧记】瓜蒌薤白白酒汤方名含全部药物组成。

对应药物:瓜蒌、薤白、白酒。

【方解摘要】

瓜蒌甘寒入肺,善于涤痰散结,理气宽胸,《本草思辨录》云:"瓜蒌实之长,在导痰浊下行,故结胸胸痹,非此不治";

薤白辛温,通阳散结,行气止痛;

二药相配,化上焦痰浊,散胸中阴寒,宣胸中气机,为治胸痹要药;

白酒,辛散温通、行气活血,以增行气通阳之力。

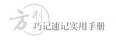

三味合用,通阳散结、行气祛痰。

半夏厚朴汤

《金匮要略》

【方证提要】梅核气。咽中如有物阻,咯吐不出,吞咽不下,或咳或呕,舌苔白润或白滑,脉弦。缓或弦滑。

【辨证要点】咽中如有物阻,苔白腻,脉弦滑。

【证型】七情郁结,痰气交阻。

【治法】行气散结,降逆化痰。

【处方】半夏一升(12g)　厚朴三两(9g)　茯苓四两(12g)　生姜五两(15g)　苏叶二两(6g)

水煎服。

【组成巧记】夏朴聆江夜。

释义:夏朴聆听江上的夜晚,风声、江水声、似有似无的渔歌声……

对应药物:夏朴苓江夜。

半夏、厚朴、茯苓、生姜、苏叶。

【方解摘要】

半夏辛温入肺胃,化痰散结,降逆和胃;

厚朴苦辛性温,下气除满;

二药相合,化痰散结,降气除满,痰气并治;

茯苓健脾渗湿,湿去则痰无由生;

生姜辛温散结,和胃止呕,且制半夏之毒;

苏叶芳香行气,助厚朴以行气宽胸、宣通郁结。

诸药合用,行气散结,降逆化痰。

枳实消痞丸

《兰室秘藏》

【方证提要】心下痞满,不欲饮食,倦怠乏力,舌苔腻而微黄,脉弦。

【辨证要点】心下痞满,食少倦怠,苔腻微黄。

【证型】脾虚气滞,寒热互结证。

【治法】行气消痞,健脾和胃。

【处方】干生姜　炙甘草　麦蘖面　白茯苓　白术各二钱(各6g)　半夏曲　人参各三钱(各9g)　炙厚朴四钱(12g)　枳实　黄连各五钱(各15g)

共为细末,水泛小丸或糊丸,每服6~9g,饭后温开水送下,日2次;亦可作汤剂,水煎服。

【组成巧记】枳朴四君子,连江夏麦曲。(江——干姜,因有半夏泻心汤底子)

释义:枳朴四君子,唱响满江夏麦丰收的歌曲。

对应药物:枳朴四君子,连姜夏麦曲。

枳实、厚朴;人参、白术、茯苓、炙甘草;黄连、干姜;半夏曲、麦芽曲。

【方解摘要】

本方由枳术汤、半夏泻心汤、四君子汤三方加减而成。

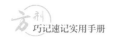

枳实苦辛微寒,行气消痞;

厚朴苦辛性温,下气除满,枳朴合用,增强行气消痞之力;

黄连苦寒降泄,清热燥湿而开痞;

半夏曲散结和胃,干姜温中祛寒,二者与黄连相伍,辛开苦降除痞;

麦糵面(麦芽曲)消食和胃,人参、白术、茯苓、炙甘草补中健脾;

炙甘草尚兼调和药性。

诸药配伍,行气消痞,健脾和胃。

厚朴温中汤

《内外伤辨惑论》

【方证提要】脘腹胀满或疼痛,不思饮食,舌苔白腻,脉沉弦。

【辨证要点】脘腹胀满或疼痛,舌苔白腻,脉沉弦。

【证型】脾胃气滞寒湿证。

【治法】行气除满,温中燥湿。

【处方】厚朴姜制　橘皮去白各一两(各15g)　炙甘草　草豆蔻仁　茯苓去皮　木香各五钱(各8g)　干姜七分(2g)

加生姜3片,水煎服。

【组成巧记】草蔻破涪陵,二江陈草香。

释义:草蔻攻破涪陵(涪陵在长江、乌江的交汇处),二江的陈皮和甘草最为吃香。

对应药物:草蔻朴茯苓,二姜陈草香。

草蔻(草豆蔻)、厚朴、茯苓;生姜、干姜、陈皮、甘草、木香。

厚朴温中汤与半夏厚朴汤比较见下表:

半夏厚朴汤	厚朴温中汤
行气散结,降逆化痰	行气除满,温中燥湿
半夏	草蔻
厚朴	厚朴
茯苓	茯苓
生姜	生姜、干姜
苏叶	陈皮、甘草、木香

【方解摘要】

厚朴辛苦温燥,行气消胀,燥湿除满;

草豆蔻辛温芳香,行气燥湿,温中散寒;

陈皮、木香行气宽中,助厚朴消胀除满;

干姜、生姜温脾暖胃,助草蔻散寒止痛;

茯苓渗湿健脾;

炙甘草益气和中,调和诸药。

诸药合用行气除满,温中燥湿。

天台乌药散(原名乌药散)

《圣济总录》

【方证提要】小肠疝气,少腹痛引睾丸,舌淡,苔白,脉沉

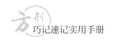

弦。亦治妇女痛经、癥聚。

【辨证要点】少腹痛引睾丸,舌淡苔白,脉沉弦。

【证型】寒凝气滞证。

【治法】行气疏肝,散寒止痛。

【处方】乌药　木香　茴香子微炒　青橘皮汤浸,去白,焙
高良姜,各半两(各15g)　槟榔锉,二枚(9g)　楝实十枚(15g)
巴豆微炒,敲破,同楝实二味,用麸一升炒,候麸黑色,拣去巴豆
并麸不用,七十枚(12g)

为散,每服3~5g,食前温服;亦可作汤剂,水煎服。

【组成巧记】乌青木回廊,金铃巴高粱。

释义:乌青色的木回廊,金铃挂在高高的梁上。

对应药物:乌青木茴榔,金铃巴高良。

乌药、青皮、木香、小茴香、槟榔;金铃子、巴豆(炒金铃子,
炒后拣去不用)、高良姜。

【方解摘要】

乌药辛温,入肝经,行气疏肝,散寒止痛;

青皮疏肝行气,木香理气止痛,小茴香暖肝散寒,高良姜散
寒止痛,共助乌药行气散寒止痛;

槟榔下气导滞,能直达下焦;

川楝子理气止痛,性苦寒,与辛热之巴豆同炒,去巴豆而用
川楝子,借巴豆制其苦寒之性,增其行气散结之力。

诸药合用,使寒凝得散,气滞得疏,肝经得调,则疝痛、腹痛
可愈。

橘核丸

《济生方》

【方证提要】癫疝。睾丸肿胀偏坠，或坚硬如石，或痛引脐腹，甚则阴囊肿大，轻者时出黄水，重者成痈溃烂。

【辨证要点】睾丸肿胀偏坠，或坚硬如石，或痛引脐腹。

【证型】寒湿阻滞肝脉。

【治法】行气止痛，软坚散结。

【处方】炒橘核　海藻洗　昆布洗　海带洗　川楝子去肉　麸炒桃仁，各一两（各30g）　炒厚朴　木通　麸炒枳实　炒延胡索，去皮　桂心不见火　木香不见火，各半两（各15g）

为细末，酒糊为小丸，每日1~2次，每次9g，空腹温酒或淡盐汤送下。亦可按原方比例酌定用量，水煎服。

【组成巧记】橘桃枳朴金元对，桂心木香通三海。（三海：海藻、海带、昆布）

释义：橘对桃、枳对朴、金对元，桂心木香通三海。

对应药物：橘核——桃仁；枳实——厚朴；金铃子——元胡；桂心、木香、木通、海藻、海带、昆布。

【方解摘要】

橘核入肝行气，散结止痛，为治疝要药；

桃仁活血，以行血分之瘀滞；

枳实行气破滞，厚朴下气除湿；

川楝子（即金铃子）行气疏肝，消散郁结；

延胡索(即元胡)活血散瘀;

桂心温肝肾而散寒凝,并制川楝、木通之寒;

木香行气止痛;

木通通利经脉而利下焦湿邪;

海藻、海带、昆布咸润,以软坚散结。

诸药合用,可直达厥阴肝经,有行气活血止痛、祛寒除湿、软坚散结之功。

【注意事项】原著曾载:"虚寒甚者,加炮川乌一两;坚胀久不消者,加硇砂二钱,醋煮旋入"。

加味乌药汤

《奇效良方》

【方证提要】肝郁气滞之痛经。月经前或月经初行时,少腹胀痛,胀甚于痛,或连胸胁、乳房胀痛,舌淡,苔薄白,脉弦紧。

【辨证要点】经前少腹胀痛,胀甚于痛。

【证型】肝郁气滞。

【治法】行气活血,调经止痛。

【处方】乌药　缩砂　木香　延胡索各一两(各6g)　炒香附二两(9g)　甘草一两半(9g)

加生姜水煎服。

【组成巧记】乌纱香香路沿江。

释义:形容古人高中后,沿着江边道路游玩的美好心情。

参考唐代孟郊《登科后》诗:"昔日龌龊不足夸,今朝放荡思无涯。春风得意马蹄疾,一日看尽长安花。"

对应药物:乌砂香香蒡延姜。

乌药、砂仁、香附、木香、甘草、延胡索、生姜。

【方解摘要】

香附重用,疏肝理气,调经止痛;

乌药辛散温通,行气止痛;

延胡索行气活血,调经止痛;

木香、砂仁行气止痛而消胀,生姜温胃散寒;

甘草缓急止痛,兼调药性。

诸药合用,行气活血、调经止痛。

第二节　降气剂

苏子降气汤

《太平惠民和剂局方》

【方证提要】上实下虚之喘咳证。喘咳痰多,短气,胸膈满闷,呼多吸少,或腰疼脚软,或肢体浮肿,舌苔白滑或白腻,脉弦滑。

【辨证要点】喘咳痰多,胸膈满闷,苔白滑或白腻,脉弦滑。

【证型】痰涎壅肺,肾阳不足。

【治法】降气平喘,祛痰止咳。

【处方】紫苏子　半夏各二两半(各9g)　川当归两半(6g)

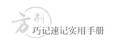

甘草二两（6g） 前胡 姜炒厚朴各一两（各6g） 肉桂一两半
（3g）

加生姜3g,大枣1枚,苏叶2g,水煎服。

【组成巧记】苏子夏朴前江夜,肉桂当归大枣甘。

释义:苏子与夏朴前往江上的夜晚,品尝肉桂当归大枣汤
的美味香甜。

上实	痰涎阻肺 肺失宣降	降气化痰 止咳平喘	苏子夏朴前姜叶 （半夏厚朴汤的影子）
下虚	肾阳虚衰 肾不纳气	温补下元 纳气平喘	肉桂当归大枣甘

对应药物:苏子夏朴前姜叶,肉桂当归大枣甘。

苏子、半夏、厚朴、前胡、生姜、苏叶;肉桂、当归、大枣、甘
草。(半夏厚朴汤组成:半夏、厚朴、茯苓、生姜、苏叶)

【方解摘要】

紫苏子降肺气,消痰涎,为治痰逆咳喘之要药;

半夏燥湿化痰降逆;

厚朴降逆平喘,宽胸除满;

前胡降气祛痰;

肉桂温肾助阳纳气;

当归既"主咳逆上气"《神农本草经》,又养血补虚助肉桂
温补下元;

生姜、大枣调和脾胃;

苏叶宣肺散寒;

甘草和中益气,调和药性。

诸药合用,标本兼治,上下兼顾,降气祛痰,兼温肾纳气,止咳平喘。

【注意事项】若痰涎壅盛,喘咳气逆难卧者,可酌加沉香以加强其降气平喘之功;兼气虚者,可酌加人参等益气。

定喘汤

《摄生众妙方》

【方证提要】痰热内蕴,风寒外束之哮喘。咳喘痰多气急,痰稠色黄,或微恶风寒,舌苔黄腻,脉滑数。

【辨证要点】咳喘气急,痰多色黄,苔黄腻,脉滑数。

【证型】痰热内蕴,风寒外束。

【治法】宣降肺气,清热化痰。

【处方】炒白果二十一个(9g)　麻黄三钱(9g)　苏子二钱(6g)　甘草一钱(3g)　款冬花三钱(9g)　杏仁一钱五分(4.5g)　桑皮蜜炙,三钱(9g)　炒黄芩一钱五分(4.5g)　法制半夏如无,用甘草汤泡七次,去脐用,三钱(9g)

水煎服。

【组成巧记】九宫格记忆。

黄果杏花苏,半夏桑琴路。

定喘汤组成九宫格:

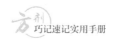
1 麻黄	2 白果	3 杏仁
4 冬花	5 苏子	6 半夏
7 桑白皮	8 黄芩	9 蔗

对应药物:黄果杏花苏,半夏桑芩蔗。

麻黄、白果、杏仁、款冬花、苏子;半夏、桑白皮、黄芩、甘草。

【方解摘要】

麻黄疏散风寒,宣肺平喘;

白果敛肺定喘;

杏仁、款冬花、苏子、半夏降气平喘,化痰止咳;

桑白皮泻肺平喘,黄芩清热化痰;

甘草调药和中,且能止咳。

诸药配伍,外散风寒,内清痰热,宣降肺气止咳平喘。

四磨汤

《济生方》

【方证提要】胸膈胀闷,上气喘急,心下痞满,不思饮食,苔白,脉弦。

【辨证要点】七情所伤之胸膈胀闷,上气喘急。

【证型】肝气郁结证。

【治法】行气降逆,宽胸散结。

【处方】人参(6g)　槟榔(9g)　沉香(6g)　天台乌药(6g)
(原著本方无用量)

水煎服。

【组成巧记】乌沉槟人四磨汤。

注:"四磨"指四味药物先加水各磨浓汁,再取汁混合煎服。因方中诸药均较坚实、非久煎不能出其性,但煎煮过久芳香气味易散逸,而影响疗效,故用此法,取"磨则味全"之意,故称"四磨汤"。

对应药物:天台乌药、沉香、槟榔、人参。

【方解摘要】

乌药辛温香窜,疏肝气郁滞,又行脾胃气滞;

沉香下气降逆;

槟榔下气降逆除满;

人参益气扶正,使散郁而不伤正。

四药配伍,行气降逆,宽胸散结。

旋覆代赭汤

《伤寒论》

【方证提要】心下痞硬,噫气不除,或见纳差、呃逆、恶心,甚或呕吐,舌苔白腻,脉缓或滑。

【辨证要点】心下痞硬,噫气频作,或呕吐,呃逆,苔白腻,脉缓或滑。

【证型】胃虚气逆痰阻证。

【治法】降逆化痰,益气和胃。

【处方】旋覆花三两(9g) 人参二两(6g) 生姜五两

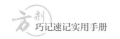

（15g）　代赭石一两（3g）　炙甘草三两（9g）　半夏半升（9g）　大枣十二枚（4枚）

水煎服。

【组成巧记】花石伴江路人早。

释义：鲜花与奇石伴着江水，路人们早早来到江边。

对应药物：花石半姜蕗人枣。

旋覆花、代赭石、半夏、生姜、炙甘草、人参、大枣。

【方解摘要】

旋覆花苦辛咸温，善于下气消痰，降逆止噫；

代赭石重坠，降逆止呃，下气消痰；

半夏祛痰散结，降逆和胃；

生姜用量独重，和胃降止呕，并散水气以助祛痰；

人参、大枣、炙甘草甘温益气，健脾养胃，以治中虚气弱之本；

炙甘草兼调和药性。

诸药相合，标本兼治，降逆化痰、益气和胃。

【注意事项】方中代赭石性寒沉降，有碍胃气，若胃气较弱者，其用量不可过重，用药时间不可过久。

橘皮竹茹汤

《金匮要略》

【方证提要】胃虚有热之呃逆。呃逆或干呕，虚烦少气，口干，舌红嫩，脉虚数。

【辨证要点】呃逆或呕吐,舌红嫩。

【证型】胃虚有热,气机上逆。

【治法】降逆止呃,益气清热。

【处方】橘皮二升(12g) 竹茹二升(12g) 大枣三十枚(5枚) 生姜半斤(9g) 甘草五两(6g) 人参一两(3g)
水煎服。

【组成巧记】橘竹生江路人早。

释义:橘树和竹林生长在江边,路人们早早来到这里。

对应药物:橘竹生姜蔗人早。

橘皮、竹茹、生姜、甘草、人参、大枣。

【方解摘要】

橘皮辛苦而温,行气和胃;

竹茹甘寒,清热和胃,降逆止呕;

生姜和胃止呕;

人参、甘草、大枣,益气补中,调和脾胃,甘草兼调药性。

诸药合用,共奏降逆止呃、益气清热之功。

丁香柿蒂汤

《症因脉治》

【方证提要】胃气虚寒之呃逆。呃逆不已,胸脘痞闷,舌淡苔白,脉沉迟。

【辨证要点】呃逆,舌淡苔白,脉沉迟。

【证型】胃气虚寒,气机上逆。

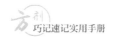

【治法】降逆止呃,温中益气。

【处方】丁香(6g) 柿蒂(9g) 人参(3g) 生姜(6g)(原著本方无用量)

水煎服。

【组成巧记】丁香柿蒂人参姜。

对应药物:丁香、柿蒂、人参、生姜。

【方解摘要】

丁香辛温芳香,温中散寒、降逆止呃,为治胃寒呃逆之要药;

柿蒂苦平,善降胃气;

人参甘温益气、补虚养胃;

生姜辛温,降逆止呕,为呕家之圣药。

四药配伍,降逆止呃、温中益气。

第十三章

理血剂

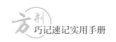
第一节　活血祛瘀剂

桃核承气汤

《伤寒论》

【方证提要】少腹急结,小便自利,至夜发热,其人如狂,甚则谵语烦躁;以及血瘀经闭,痛经,脉沉实而涩者。

【辨证要点】少腹急结,小便自利,脉沉实或涩。

【证型】瘀热互结下焦之下焦蓄血证。

【治法】逐瘀泻热。

【处方】桃仁去皮尖,五十个(12g)　大黄四两(12g)　桂枝二两(6g)　炙甘草二两(6g)　芒硝二两(6g)

水煎服,芒硝冲服。

【组成巧记】桃核承气汤=调胃承气汤减芒硝之量(原方芒硝半升)+桃仁、桂枝(调胃承气汤:大黄、芒硝、甘草)。

对应药物:桃仁、桂枝;大黄、芒硝、炙甘草。

【方解摘要】

本方由调胃承气汤减芒硝之量,加桃仁、桂枝而成。

桃仁苦甘平,活血破瘀;

大黄苦寒,下瘀泻热;

芒硝咸苦寒,泻热软坚,助大黄下瘀泻热;

桂枝辛甘温,通行血脉,既助桃仁祛瘀,又防硝黄寒凝;

炙甘草护胃安中,缓和药性。

诸药合用,逐瘀泻热。

【注意事项】原方"先食,温服",使药力下行。服后"当微利",使蓄血除,瘀热清,邪有出路。表证未解者,当先解表,而后再用本方。因本方为破血下瘀之剂,故孕妇禁用。

血府逐瘀汤

《医林改错》

【方证提要】胸痛,头痛,日久不愈,痛如针刺而有定处,或呃逆日久不止,或饮水即呛,干呕,或内热瞀闷,或心悸怔忡,失眠多梦,急躁易怒,入暮潮热,唇暗或两目暗黑,舌质暗红或有瘀斑、瘀点,脉涩或弦紧。

【辨证要点】胸痛、头痛,痛有定处,舌暗红或有瘀斑,脉涩或弦紧。

【证型】胸中血瘀证。

【治法】活血化瘀,行气止痛。

【处方】桃仁四钱(12g)　红花三钱(9g)　当归三钱(9g)生地三钱(9g)　川芎一钱半(4.5g)　赤芍二钱(6g)　牛膝三钱(9g)　桔梗一钱半(4.5g)　柴胡一钱(3g)　枳壳二钱(6g)甘草二钱(6g)

水煎服。

【组成巧记】血府逐瘀汤=桃红四物汤(用赤芍、生地)+四逆散(用枳壳)+桔梗、牛膝。

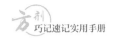

对应药物:桃仁、红花;生地、川芎、当归、赤芍;柴胡、(赤芍)、枳壳、甘草;桔梗、牛膝。

【方解摘要】

本方取桃红四物汤与四逆散之主要配伍,加下行之牛膝和上行之桔梗而成。

桃红四物汤合牛膝,活血祛瘀养血兼凉血;

四逆散,疏肝行气兼活血;

桔梗、枳壳,一升一降,宽胸行气,桔梗并能载药上行于血府;

甘草兼调和诸药。

诸药合用,活血化瘀,行气止痛。

补阳还五汤

《医林改错》

【方证提要】气虚血瘀之中风。半身不遂,口眼㖞斜,语言謇涩,口角流涎,小便频数或遗尿不禁,舌暗淡,苔白,脉缓无力。

【辨证要点】半身不遂,口眼㖞斜,舌暗淡,苔白,脉缓无力。

【证型】气虚血瘀。

【治法】补气活血通络。

【处方】生黄芪四两(120g) 归尾二钱(6g) 赤芍钱半(4.5g) 地龙一钱(3g) 川芎一钱(3g) 红花一钱(3g) 桃仁一钱(3g)

水煎服。

【组成巧记】记下六字功效:补气、活血、通络。

黄芪(补气)+桃红四物去熟地、用赤芍(活血)+地龙(通络)

补阳还五汤组成功效见下表:

补气	活血	通络
黄芪重用	桃红四物去熟地、白芍换赤芍 桃仁、红花、川芎、当归、赤芍	地龙

对应药物:黄芪;桃仁、红花、川芎、当归、赤芍;地龙。

【方解摘要】

参考【组成巧记】。

【注意事项】本方久服方能显效,故取效后多需继服,以巩固疗效,防止复发。方中生黄芪用量独重,宜先用小量(30~60g),效果不显者逐渐增量;原方活血祛瘀药用量较轻,可根据病情适当加量。

复元活血汤

《医学发明》

【方证提要】胁肋瘀肿,痛不可忍。

【辨证要点】胁肋瘀肿疼痛,痛不可忍。

【证型】跌打损伤,瘀血阻滞证。

【治法】活血祛瘀,疏肝通络。

【处方】柴胡半两(15g)　栝楼根、当归各三钱(各9g)　红花　甘草　穿山甲炮,各二钱(各6g)　大黄酒浸,一两(18g)

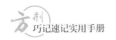
桃仁酒浸,去皮尖,研如泥,五十个(15g)

共为粗末,每服 30g,加黄酒 30ml,水煎服。

【组成巧记】大黄柴户桃红花,当归山家瓜酒甘。

诗意:大黄犬迎在门口,柴户的桃树开出红花,瓜酒甜熟,当归山里老家看看。

对应药物:大黄柴胡桃红花,当归山甲瓜酒甘。

大黄、柴胡、桃仁、红花;当归、穿山甲、栝楼根(瓜蒌根)、黄酒、甘草。

【方解摘要】

酒制大黄重用,荡涤凝瘀败血,导瘀下行;

柴胡疏肝行气,并可引诸药入肝经;

两药合用,一升一降,攻散胁下之瘀滞;

桃仁、红花活血祛瘀,消肿止痛;

当归补血活血;

穿山甲破瘀通络,消肿散结;

栝楼根(天花粉)"续绝伤"(《神农本草经》),"消仆损瘀血"(《日华子本草》),既能入血分消瘀散结,又可清热消肿;

甘草缓急止痛,调和诸药。

大黄、桃仁酒制及原方加酒煎服,乃增强活血通络之意。

诸药配伍,活血祛瘀,疏肝通络。正如《成方便读》所言:"去者去,生者生,痛自舒而元自复矣。"故名"复元活血汤"。

【注意事项】服药后应"以利为度",不必尽剂,因瘀血已下,免伤正气;若虽"得利痛减",而病未痊愈,需继续服药者,据证易方或调整原方剂量;孕妇忌服。

七厘散

《同寿录》

【方证提要】跌打损伤,筋断骨折之瘀血肿痛,或刀伤出血。并治无名肿毒,烧伤烫伤等。

【辨证要点】筋断骨折,瘀肿痛甚。

【证型】瘀血不行。

【治法】散瘀消肿,定痛止血。

【处方】上朱砂水飞净,一钱二分(3.6g) 真麝香一分二里(0.36g) 梅花冰片一分二厘(0.36g) 净乳香一钱五分(4.5g) 红花一钱五分(4.5g) 明没药一钱五分(4.5g) 瓜儿血竭一两(30g) 粉口儿茶二钱四分(7.2g)

共研极细末,密闭储存备用。每服 0.22~1.5g,黄酒或温开水送服;外用适量,以酒调敷伤处。

【组成巧记】血红朱砂冰,茶香没乳香。

释义:血红朱砂色的冰品,茶香融没在乳香中,好一杯极品奶茶!

对应药物: 血竭、红花、朱砂、冰片;儿茶、麝香、没药、乳香。

【方解摘要】

血竭重用,专入血分,活血散瘀止痛,且能收敛止血;

红花活血祛瘀;

乳香、没药祛瘀行气,消肿止痛;

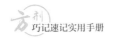

麝香、冰片,辛香走窜,以增活血通络、散瘀止痛之力;

儿茶性味凉涩,以助收敛止血,并治疮肿;

朱砂定惊安神,且可清热解毒;

诸药合用,散瘀消肿、定痛止血。

【注意事项】内服外敷俱可。孕妇禁用;本品处方中含朱砂,不宜过量久服,肝肾功能不全者慎用;运动员慎用。

温经汤

《金匮要略》

【方证提要】漏下不止,经血淋漓不畅,血色暗而有块,月经超前或延后,或逾期不止,或一月再行,或经停不至,而见少腹里急,腹满,傍晚发热,手心烦热,唇口干燥,舌质暗红,脉细而涩。亦治妇人宫冷,久不受孕。

【辨证要点】月经不调,小腹冷痛,经有瘀块,时有烦热,舌质暗红,脉细涩。

【证型】冲任虚寒,瘀血阻滞证。

【治法】温经散寒,养血祛瘀。

【处方】吴茱萸三两(9g) 当归二两(6g) 芍药二两(6g)芎䓖二两(6g) 人参二两(6g) 桂枝二两(6g) 阿胶二两(6g) 牡丹皮去心,二两(6g) 生姜二两(6g) 甘草二两(6g)半夏半升(6g) 麦冬去心,一升(9g)

水煎服,阿胶烊冲。

【组成巧记】吴语路人牡丹娇,冬夏桂江兄归少。

诗意:满大街说吴语的人,牡丹般的美好,老兄啊! 你流连于此,回归桂江的次数明显变少了!

对应药物:吴萸蕗人牡丹胶,冬夏桂姜芎归芍。

吴茱萸、甘草、人参、牡丹皮、阿胶;麦冬、半夏、桂枝、生姜、川芎、当归、芍药。

【方解摘要】

吴茱萸辛热,入肝肾而走冲任,散寒行气止痛;

桂枝辛甘温入血分,温通血脉;

当归、川芎、芍药和血调经;

丹皮之辛苦微寒,活血祛瘀,兼清虚热;

阿胶甘平,养血止血,滋阴润燥;

麦冬甘寒清润,滋阴润燥,合阿胶以滋阴养血,配丹皮以清退虚热,并制桂、萸、夏之温燥;

人参、甘草,益气健脾,以资生化之源;

半夏辛温行散,入胃经通降胃气,以助通冲任,散瘀结;

生姜既温胃气以助生化,又助吴茱萸、桂枝以温经散寒;

甘草调和诸药。

诸药合用,温经散寒,养血祛瘀。

【注意事项】体型肥满壮实,营养良好,面色红润者慎用;女性湿盛脘腹胀满,乳房胀痛,月经量多者慎用。

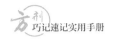

生化汤

《傅青主女科》

【方证提要】产后恶露不行,小腹冷痛。

【辨证要点】产后恶露不行,小腹冷痛。

【证型】血虚寒凝,瘀血阻滞证。

【治法】养血活血,温经止痛。

【处方】全当归八钱(24g)　川芎三钱(9g)　桃仁十四枚(6g)　炮干姜五分(2g)　炙甘草五分(2g)

水煎服,或酌加黄酒同煎。

【组成巧记】桃仁川芎当,炮姜炙草黄。

理解:生化指生新血,化瘀血,即养血活血,联想到桃红四物汤,取用半张,另因有寒凝,故加炮姜、酒散寒温经,再加炙甘草益气和中,缓急止痛,调和诸药。

对应药物:桃仁、川芎、当归;炮姜、炙甘草、黄酒。

生化汤功效组成表

桃仁	川芎、当归	炮姜、黄酒	炙甘草
去红花	去白芍、熟地	散寒温经	益气和中,缓急止痛调和诸药
	养血活血		

养血活血,温经止痛

【方解摘要】

参见【组成巧记】生化汤功效组成表。诸药合用,具养血活血、温经止痛功效。方名生化,乃生新血、化瘀血之意,即唐容川所谓"血瘀能化之,即所以生之"(《血证论》)。

桂枝茯苓丸

《金匮要略》

【方证提要】妇人素有癥块,妊娠漏下不止,或胎动不安,血色紫黑晦暗,腹痛拒按,或经闭腹痛,或产后恶露不尽而腹痛拒按者,舌质紫暗或有瘀点,脉沉涩。

【辨证要点】少腹宿有癥块,腹痛拒按,或下血色晦暗而夹有瘀块,舌质紫暗,脉沉涩。

【证型】瘀阻胞宫证。

【治法】活血化瘀,缓消癥块。

【处方】桂枝　茯苓　丹皮　桃仁　芍药各等分(各6g)

共为末,炼蜜和丸,每日服3~5g;亦可作汤剂,水煎服。

【组成巧记】桂枝、茯苓+牡丹皮、芍药、桃仁(关联牡丹花、芍药花、桃花三种花)。

对应药物:桂枝、茯苓;牡丹皮、芍药、桃仁。

【方解摘要】

桂枝辛甘而温,温通血脉,以行瘀滞;

桃仁、丹皮合桂枝活血破瘀,散结消癥,漏下之症,治用行血含通因通用之意;

丹皮尚能凉血以清瘀热;

芍药养血和血,使破瘀而不伤正,并能缓急止痛;

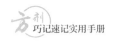

茯苓甘淡渗利,渗湿健脾,扶正利水,助祛瘀药消癥散结;

以白蜜为丸,缓和破泄之力。

诸药合用,活血化瘀、缓消癥块。

【注意事项】原著十分强调其服法:"如兔屎大,每日食前服一丸,不知,加至三丸。"即应从小剂量开始,不知渐加,使消癥而不伤胎;中病即止,不可久服;正常妊娠下血者慎用;若阴道下血较多,腰酸腹痛较甚者,则非本方所宜。

失笑散

《太平惠民和剂局方》

【方证提要】心胸刺痛,脘腹疼痛,或产后恶露不行,或月经不调,少腹急痛。

【辨证要点】心腹刺痛,或妇人月经不调,少腹急痛。

【证型】瘀血疼痛证。

【治法】活血祛瘀,散结止痛。

【处方】炒蒲黄　五灵脂各等分(各6g)

共为细末,每服6g,用黄酒或醋冲服;亦可作汤剂,纱布包,水煎服。

【组成巧记】蒲黄、五灵脂。

【方解摘要】

五灵脂苦咸甘温,入肝经血分,且用酒研,擅通利血脉、散瘀止痛;

蒲黄甘平,《神农本草经》谓其"消瘀血",炒用并能止血。

调以米醋,或用黄酒冲服,乃取其活血脉,以增活血止痛之功,且制五灵脂气味之腥臊。

二药合用,药简力专,活血祛瘀,散结止痛。本方为治疗瘀血疼痛之基础方,尤以肝经血瘀者为宜。

吴谦释用本方"不觉诸证悉除,直可以一笑而置之矣",故名"失笑"。

【注意事项】五灵脂易败胃,脾胃虚弱者及月经期妇女慎用;孕妇禁用。

大黄䗪虫丸

《金匮要略》

【方证提要】形体羸瘦,腹满不能饮食,肌肤甲错,两目暗黑。

【辨证要点】形体羸瘦,肌肤甲错,两目暗黑,舌有瘀点,脉涩。

【证型】五劳虚极,久成干血。

【治法】活血消癥,祛瘀生新。

【处方】大黄十分(7.5g)　黄芩二两(6g)　甘草三两(9g)　桃仁一升(6g)　杏仁一升(6g)　芍药四两(12g)　干地黄十两(30g)　干漆一两(3g)　虻虫一升(6g)　水蛭百枚(6g)　蛴螬一升(6g)　䗪虫半升(3g)

共为细末,炼蜜为丸,重3g,每服1丸,温开水送服,原文酒送服;亦可作汤剂,水煎服。

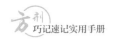

【组成巧记】大虫齐至忙桃漆,杏地芍琴甘酒蜜。

释义:大虫整齐赶到,忙着加工桃形的漆器,完活后聚在杏地里庆祝,弹起芍琴,喝着甘甜的蜜酒。桃漆,桃形的漆器。

对应药物:大虫蛴蛭虻桃漆,杏地芍芩甘酒蜜。

大黄、䗪虫、蛴螬、水蛭、虻虫、桃仁、干漆;杏仁、生地、白芍、黄芩、甘草、酒、白蜜。

【方解摘要】

大黄苦寒,泻下攻积,活血祛瘀;

䗪虫咸寒,破血祛瘀;

蛴螬、水蛭、虻虫、桃仁、干漆破血通络,攻逐血瘀;

杏仁开宣肺气利气,润肠通便;

干地黄、芍药滋养阴血,使破血而不伤血;

黄芩清瘀久所化之热;

甘草、白蜜益气缓中,调和诸药;

以酒饮服,助活血以行药力。

诸药合用,攻中有补,活血消癥,祛瘀生新。以丸剂缓化干血,故曰"缓中补虚"。(《金匮要略》)

【注意事项】方中破血祛瘀之品较多,补虚扶正不足,虽有"去病补虚"之意,但在干血去后,还应施以补益之剂以收全功;有出血倾向者慎用;孕妇禁用。

第二节　止血剂

十灰散

《十药神书》

【方证提要】呕血、吐血、咯血、嗽血、衄血等,血色鲜红,来势急暴,舌红,脉数。

【辨证要点】上部出血,血色鲜红,舌红,脉数。

【证型】血热妄行之上部出血证。

【治法】凉血止血。

【处方】大蓟　小蓟　荷叶　侧柏叶　茅根　茜根　山栀　大黄　牡丹皮　棕榈皮各等分(各9g)

各药烧炭存性,为末,藕汁或萝卜汁磨京墨适量,调服9~15g;亦可作汤剂,水煎服。

【组成巧记】对联:蓟蓟叶叶根根皮皮黄黄,翠翠红红处处莺莺燕燕。

对应药物:大蓟、小蓟;荷叶、侧柏叶;茅根、茜根;牡丹皮、棕榈皮;黄栀子、大黄。

【方解摘要】

大蓟、小蓟性味甘凉,凉血止血,且能祛瘀;

荷叶、侧柏叶、白茅根、茜根皆能凉血止血;

棕榈皮收涩止血;

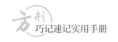

丹皮凉血祛瘀,使止血而不留瘀;

黄栀子、大黄清热泻火,火降血止;

用藕汁或萝卜汁磨京墨调服,藕汁能清热凉血散瘀,萝卜汁降气清热以助止血,京墨有收涩止血之功;

诸药炒炭存性,可加强收敛止血之力。

全方凉血止血、清降祛瘀。

【注意事项】本方为急则治标之剂,血止之后,还当审因图本,方能巩固疗效。对虚寒性出血不宜使用。方中药物皆"烧炭",但应注意"存性"。

咳血方

《丹溪心法》

【方证提要】咳嗽痰稠带血,咯吐不爽,心烦易怒,胸胁作痛,咽干口苦,颊赤便秘,舌红苔黄,脉弦数。

【辨证要点】咳痰带血,胸胁作痛,舌红苔黄,脉弦数。

【证型】肝火犯肺之咳血证。

【治法】清肝宁肺,凉血止血。

【处方】青黛(6g) 瓜蒌仁(9g) 诃子(6g) 海粉(9g)山栀(9g)(原著本方无用量)

共研末为丸,每服9g;亦可作汤剂,水煎服。

【组成巧记】黛山诃海楼。

释义:黛山诃出云雾,生成海楼。

参考唐代李白《渡荆门送别》诗:月下飞天镜,云生结海楼。海楼:海市蜃楼。

对应药物:黛山诃海蒌。

青黛、山栀子、诃子、海粉、瓜蒌仁。

【方解摘要】

青黛咸寒,入肝肺二经,清肝泻火,凉血止血;

山栀子苦寒,入心肝肺经,清热凉血,泻火除烦,炒黑可入血分而止血;

诃子苦涩平,入肺和大肠经,清降敛肺,化痰止咳;

海粉(现多用海浮石)清肺降火,软坚化痰;

瓜蒌仁清热化痰、润肺止咳,痰除热无以附,咳止逆气平顺,皆利止血。

诸药合用,清肝宁肺,凉血止血。

【注意事项】原著注曰:"咳甚者,加杏仁去皮尖,后以八珍汤加减调理。"

小蓟饮子

《济生方》,录自《玉机微义》

【方证提要】尿中带血,小便频数,赤涩热痛,舌红,脉数。

【辨证要点】尿中带血,小便赤涩热痛,舌红,脉数。

【证型】热结下焦之血淋、尿血。

【治法】凉血止血,利水通淋。

【处方】生地黄 小蓟 滑石 木通 蒲黄 藕节 淡竹叶 当归 山栀子 甘草各等分(各9g)

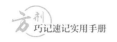

水煎服。

【组成巧记】小黄草地滑,竹肢木偶归。

释义:小黄在草地上滑草,安着竹肢的木偶归来了。

参考:竹肢足是一款低成本义肢,运用竹材的弹性来支撑踝关节,使行走上更不费力。(2017金点概念设计奖获奖作品)

对应药物:小黄草地滑,竹栀木藕归。

小蓟、蒲黄、甘草、生地黄、滑石;淡竹叶、山栀子、木通、藕节、当归。

【方解摘要】

小蓟甘凉入血分,清热凉血止血,又可利尿通淋;

生地黄甘苦性寒,凉血止血,养阴清热;

蒲黄、藕节凉血止血,并能消瘀;

滑石、竹叶、木通清热利水通淋;

栀子清泄三焦之火,导热从下而出;

当归养血活血,引血归经,并防寒凉药物凝滞;

甘草缓急止痛,和中调药。

诸药合用,主以凉血止血,兼能利水通淋。

【注意事项】方中药物多属寒凉通利之品,只适用于实热证。若血淋、尿血日久兼寒或阴虚火动或气虚不摄者,均不宜使用。

槐花散

《普济本事方》

【方证提要】肠风、脏毒,或便前出血,或便后出血,或粪中带血,以及痔疮出血,血色鲜红或晦暗,舌红苔黄,脉数。

【辨证要点】便血,血色鲜红,舌红,脉数。

【证型】风热湿毒,壅遏肠道,损伤血络便血证。

【治法】清肠止血,疏风行气。

【处方】炒槐花　焙柏叶　荆芥穗　麸炒枳壳,各等分(各9g)

为细末,每服 6g,开水或米汤调下;亦可作汤剂,水煎服。

【组成巧记】花叶穗壳。

槐花散组成见下表:

槐	侧柏	荆芥	枳
花	叶	穗	壳

对应药物:见上表。

【方解摘要】

槐花苦微寒,善清大肠湿热,凉血止血;

侧柏叶苦涩性寒,清热凉血,燥湿收敛;

荆芥穗辛散疏风,炒黑入血止血;

枳壳行气宽肠,以达"气调则血调"。

诸药合用,清肠止血,疏风行气。

黄土汤

《金匮要略》

【方证提要】大便下血,先便后血,或吐血,衄血,及妇人崩

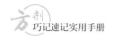

漏,血色暗淡,四肢不温,面色萎黄,舌淡苔白,脉沉细无力。

【辨证要点】血色暗淡,舌淡苔白,脉沉细无力。

【证型】脾阳不足,脾不统血证。

【治法】温阳健脾,养血止血。

【处方】甘草　干地黄　白术　炮附子　阿胶　黄芩各三两(各9g)　灶心黄土半斤(30g)

先将灶心土水煎取汤,再煎余药,阿胶烊化冲服。

【组成巧记】土地交付逐琴路。

释义:逐琴路上的土地已交付。

对应药物:土地胶附术芩蔗。

灶心黄土、生地、阿胶、附子、白术、黄芩、甘草。

【方解摘要】

灶心黄土(伏龙肝),温涩止血;

附子、白术温补脾肾,健脾统血;

生地黄、阿胶、黄芩滋阴养血、清热止血,制术附温燥伤阴;

甘草调药和中。

诸药合用,温阳健脾、益阴止血。

【注意事项】方中灶心黄土可用赤石脂代替。

第十四章

治风剂

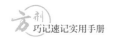
第一节　疏散外风剂

川芎茶调散

《太平惠民和剂局方》

【方证提要】偏正头痛或巅顶头痛,恶寒发热,目眩鼻塞,舌苔薄白,脉浮。

【辨证要点】头痛,鼻塞,脉浮。

【证型】外感风邪头痛。

【治法】疏风止痛。

【处方】薄荷叶八两(12g)　川芎　荆芥各四两(各12g)细辛一两(3g)　防风一两半(4.5g)　白芷　羌活　甘草各二两(各6g)

共为细末,每服6g,每日2次,饭后清茶调服;亦可作汤剂,水煎服。

【组成巧记】九味羌活汤与川芎茶调散组成比较九宫格:

九味羌活汤			川芎茶调散		
太阳 1 羌活	阳明 2 白芷	少阳 3 川芎	太阳 1 羌活	阳明 2 白芷	少阳 3 川芎
太阴 4 苍术	少阴 5 细辛	厥阴 3 川芎	无太阴 4 荆芥	少阴 5 细辛	厥阴 3 川芎

续表

九味羌活汤			川芎茶调散		
清热护阴 6生地 7黄芩	调和诸药 8甘草	祛风胜 湿止痛 9防风	清热护阴 6薄荷 7清茶	调和诸药 8甘草	祛风胜 湿止痛 9防风

九味羌活汤共九味药:羌芷芎,苍辛芎,生地黄芩甘草风。

川芎茶调散共九味药:羌芷芎,荆辛芎,薄荷清茶甘草风。

【方解摘要】

川芎辛温,为"诸经头痛之要药",善祛风活血,止头痛,长于治少阳、厥阴经头痛(头顶或两侧痛);

薄荷、荆芥轻而上行,善能疏风止痛,并能清利头目;

羌活疏风止痛,长于治太阳经头痛(后脑牵连项痛);

白芷疏风止痛,长于治阳明经头痛(前额及眉心痛);

细辛散寒止痛,并长于治少阴经头痛;

防风辛散上部风邪;

炙甘草益气和中,调和诸药;

用时以茶清调下,茶叶苦凉,既可上清头目,又能制约风药过于温燥和升散。诸药合用,疏风止痛。

【注意事项】本方用药以辛温之品为多,使用时用量宜轻,不宜久煎。

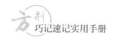

大秦艽汤

《素问病机气宜保命集》

【方证提要】口眼㖞斜,舌强不能言语,手足不能运动,风邪散见,不拘一经者。

【辨证要点】口眼㖞斜,舌强不能言语,手足不能运动,猝然发病。

【证型】风邪初中经络证。

【治法】祛风清热,养血活血。

【处方】秦艽三两(9g) 甘草 川芎 川独活 当归 白芍药 石膏各二两(各6g) 川羌活 防风 吴白芷 黄芩 白术 白茯苓 生地黄 熟地黄各一两(各3g) 细辛半两(1.5g)

【组成巧记】大秦艽汤由九味羌活汤加减而来,即大秦艽汤=九味羌活汤-苍术+秦艽、独活、白术、茯苓、当归、白芍、熟地、石膏,"9-1+8=16"。

	秦艽			
独活	太阳 1 羌活	阳明 2 白芷	少阳 3 川芎	当归
白术 茯苓	太阴 4 苍术(去)	少阴 5 细辛	厥阴 3 川芎	白芍 熟地
	清热护阴 6 生地 7 黄芩	调和诸药 8 甘草	祛风胜湿 止痛 9 防风	
	石膏			

【方解摘要】

秦艽重用，"祛一身之风"（《医方集解·祛风之剂》）；

羌活、独活、防风、白芷、细辛等辛温而祛风散邪；

熟地、川芎、当归、白芍以养血活血，补血养筋，络通则风易散，寓有"治风先治血，血行风自灭"之意，并制诸风药之温燥；

白术、茯苓、甘草益气健脾，以化生气血；

生地、黄芩、石膏清风邪所化郁热；

甘草调和诸药。

诸药相配，祛风清热，养血活血。

本方为治疗风邪初中经络之常用方，"六经中风轻者之通剂也。"（《医方集解·祛风之剂》）

【注意事项】原著载："如遇天阴，加生姜煎七八片；如心下痞，每两加枳实一钱同煎。"

消风散

《外科正宗》

【方证提要】风疹、湿疹。皮肤疹出色红，或遍身云片斑点，瘙痒，抓破后渗出津水，苔白或黄，脉浮数。

【辨证要点】皮肤瘙痒，疹出色红，或遍身云片斑点。

【证型】风湿热邪，郁于肌腠。

【治法】疏风养血，清热除湿。

【处方】当归　生地　防风　蝉蜕　知母　苦参　胡麻　荆芥　苍术　牛蒡子　石膏各一钱（各6g）　甘草　木通各五

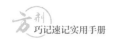

分（各3g）

水煎服。

【组成巧记】蝉风惊牛苍木苦,高母归地胡麻甘。

释义:蝉鸣秋风惊老牛,林木苍苍历艰苦,高母归来的地方胡麻甘甜。

对应药物:蝉风荆牛苍木苦,膏母归地胡麻甘。

蝉蜕、防风、荆芥、牛蒡子、苍术、木通、苦参;石膏、知母、当归、生地、胡麻仁、甘草。

【方解摘要】

荆芥、防风、蝉蜕、牛蒡子,疏风止痒;

苍术祛风除湿,木通清热利湿,苦参清热燥湿;

石膏、知母清泻风邪所化之热;

当归、生地、胡麻仁养血活血,滋阴润燥,既补已伤之阴血,又制诸药之温燥,尚有"治风先治血,血行风自灭"之意;

生甘草清热解毒,调和诸药。

诸药合用,疏风养血、清热除湿。

牵正散

《杨氏家藏方》

【方证提要】口眼㖞斜。

【辨证要点】猝然口眼㖞斜。

【证型】风痰阻于头面经络所致口眼㖞斜。

【治法】祛风化痰,通络止痉。

【处方】白附子　白僵蚕　全蝎去毒,并生用,各等分(各5g)

共为细末,每次3g,温酒送服,日服2~3次;亦可作汤剂,水煎服。

【组成巧记】蚕蝎白附子。

对应药物:僵蚕、全蝎、白附子。

【方解摘要】

白附子辛温燥烈,入阳明走头面,祛风化痰,善治头面之风;

僵蚕、全蝎均能祛风止痉,全蝎长于通络,僵蚕并能化痰;

热酒调服,可宣通血脉,并能引药入络,直达病所。

诸药合用,祛风化痰,通络止痉。

【注意事项】本方用药偏于温燥,对风痰阻络偏寒者为宜。方中白附子、全蝎为有毒之品,临证慎酌用量,不宜久服。

小活络丹(原名活络丹)

《太平惠民和剂局方》

【方证提要】肢体筋脉疼痛,麻木拘挛,关节屈伸不利,疼痛游走不定。亦治中风,手足不仁,日久不愈,经络湿痰瘀血,而见腰腿沉重,或腿臂间作痛。

【辨证要点】肢体筋脉挛痛,关节屈伸不利,舌淡紫、苔白。

【证型】风寒湿痹。

【治法】祛风除湿,化痰通络,活血止痛。

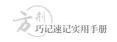

【处方】川乌炮　草乌炮　地龙　天南星炮各六两(各6g)
乳香研　没药各二两二钱(各5g)

为蜜丸,每丸重3g,每服1丸,每日2次,陈酒或温开水送服;亦可作汤剂,川乌、草乌先煎30分钟。

【组成巧记】一川烟草,满天龙星。乳没小活络。(龙星:星名。东方苍龙七宿的统称)

一川烟草,满城风絮。梅子黄时雨。(宋·贺铸《青玉案·凌波不过横塘路》)

对比以上两个句子,对比中记忆。

对应药物:川草龙星乳没。

川乌、草乌;地龙、天南星;乳香、没药。

【方解摘要】

川乌、草乌大辛大热,祛风除湿,温经通络,止痛;

地龙性善走窜,入络佳品,通经活络;

天南星辛温燥烈,除经络中之风痰湿浊;

乳香、没药行气活血,通络止痛;

以酒送服,取其辛散温通之性以助药势,并可引诸药直达病所。

诸药合用,祛风除湿,化痰通络,活血止痛。

【注意事项】本方药性温燥,药力峻猛,以体实气壮者为宜。阴虚有热者及孕妇忌服。且川乌、草乌为有毒之品,不宜过量。

玉真散

《外科正宗》

【方证提要】破伤风。牙关紧急,口撮唇紧,身体强直,角弓反张,甚则咬牙缩舌,脉弦紧。

【辨证要点】牙关紧急,身体强直,角弓反张。

【证型】风毒之邪,侵袭经脉。

【治法】祛风化痰,定搐止痉。

【处方】天南星 防风 白芷 天麻 羌活 白附子各等分(各6g)

共为细末,每次3~6g,每日3次,用热酒或童便调服;外用适量,敷患处;亦可作汤剂,水煎服。服药后,盖被取汗,避风。

【组成巧记】白父星风止羌马。

释义:白父星夜乘风出征,一个勒止羌马,动作威武潇洒。

对应药物:白附星风芷羌麻。

白附子、天南星、防风、白芷、羌活、天麻。

【方解摘要】

白附子、天南星祛风化痰,定搐解痉;

防风、白芷、羌活疏散风毒;

天麻化痰息风解痉;

热酒或童便调服,通经络、行气血。

诸药配伍,共奏祛风化痰、定搐止痉之功。

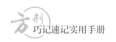

第二节　平息内风剂

羚角钩藤汤

《通俗伤寒论》

【方证提要】高热不退,烦闷躁扰,手足抽搐,发为痉厥,甚则神昏,舌质绛而干,或舌焦起刺,脉弦数。

【辨证要点】高热烦躁,手足抽搐,脉弦数。

【证型】肝热生风证。

【治法】凉肝息风,增液舒筋。

【处方】羚角片先煎,一钱半(4.5g)　霜桑叶二钱(6g)　京川贝去心,四钱(12g)　鲜生地五钱(15g)　双钩藤后入,三钱(9g)　滁菊花三钱(9g)　茯神木三钱(9g)　生白芍三钱(9g)　生甘草八分(3g)　淡竹茹鲜刮,与羚角先煎代水,五钱(15g)

水煎服。

【组成巧记】羚钩桑菊生地芍,贝茹神木生甘草。

记住"六字真言":清、平;滋、化;安、和。

清肝热:羚钩;

平肝阳:桑菊;

滋阴液:地芍;

化痰热:贝茹;

安心神:茯神木;

和诸药:生甘草;

对应药物:羚羊角、钩藤;桑叶、菊花;生地、白芍;川贝、竹茹;茯神木;生甘草。

【方解摘要】

羚羊角咸寒入肝,清热凉肝息风;

钩藤甘寒入肝,清热平肝,息风解痉;

桑叶、菊花辛凉疏泄,清热平肝;

鲜生地凉血滋阴,白芍养阴柔肝,共寓适肝体阴用阳之法,又白芍合甘草,酸甘化阴,养阴增液,舒筋缓急;

川贝母、鲜竹茹以清热化痰;

茯神木平肝宁心安神;

生甘草兼和诸药。

诸药相配,凉肝息风、增液舒筋。

镇肝熄风汤

《医学衷中参西录》

【方证提要】类中风。头晕目眩,目胀耳鸣,脑部热痛,面色如醉,心中烦热,或时常噫气,或肢体渐觉不利,口眼渐形㖞斜;甚或眩晕颠仆,昏不知人,移时始醒;或醒后不能复原,脉弦长有力。

【辨证要点】头目眩晕,脑部胀痛,面色如醉,心中烦热,脉弦长有力。

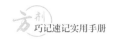

【证型】肝肾阴虚,肝阳偏亢,阳亢化风。

【治法】镇肝息风,滋阴潜阳。

【处方】怀牛膝一两(30g) 生赭石轧细,一两(30g) 生龙骨五钱(15g) 生牡蛎五钱(15g) 生龟板五钱(15g) 生杭芍五钱(15g) 玄参五钱(15g) 天冬五钱(15g) 川楝子二钱(6g) 生麦芽二钱(6g) 茵陈二钱(6g) 甘草钱半(4.5g)

水煎服。

【组成巧记】怀芍石龟龙牡芍,天玄因恋麦芽草。

释义:怀念石龟、龙牡和白芍,因为迷恋麦芽草,天色不觉已黑。

对应药物:怀膝石龟龙牡芍,天玄茵楝麦芽草。

怀牛膝、代赭石、龟板、龙骨、牡蛎、白芍;天冬、玄参、茵陈、川楝子、生麦芽、甘草。

【方解摘要】

怀牛膝苦酸性平,归肝肾经,重用以引血下行,补益肝肾;

代赭石质重沉降,镇肝降逆,合牛膝引气血下行;

龟板、龙骨、牡蛎、白芍益阴潜阳,镇肝息风;

天冬、玄参滋阴清热,壮水涵木;

茵陈、川楝子、生麦芽清泄肝热,疏理肝气;

甘草调和诸药,合生麦芽和胃安中,以防金石、介壳类药物质重碍胃。

诸药相伍,镇肝息风、滋阴潜阳。

【注意事项】原著曾载:"心中热甚者,加生石膏一两。痰多者,加胆星二钱。尺脉重按虚者,加熟地黄八钱,净萸肉五钱。大便不实者,去龟板、赭石,加赤石脂一两。"

天麻钩藤饮

《中医内科杂病证治新义》

【方证提要】头痛,眩晕,失眠,舌红苔黄,脉弦数。

【辨证要点】头痛,眩晕,失眠,舌红苔黄,脉弦。

【证型】肝阳偏亢,肝风上扰证。

【治法】平肝息风,清热活血,补益肝肾。

【处方】天麻(9g) 钩藤后下(12g) 生决明先煎(18g) 山栀 黄芩(各9g) 川牛膝(12g) 杜仲 益母草 桑寄生 夜交藤 朱茯神(各9g)(原著本方无用量)

水煎服。

【组成巧记】天钩决明川牛溪,杜寄栀琴母夜神。

释义:月亮将川牛溪照得透亮,杜兄把栀琴寄给了他的女神——母夜神。

天钩比喻月亮。母夜叉很恐怖,母夜神应该是女神了。

对应药物:天钩决明川牛膝,杜寄栀芩母夜神。

天麻、钩藤、石决明、川牛膝;杜仲、桑寄生、生栀子、黄芩、益母草、夜交藤、茯神。

【方解摘要】

天麻、钩藤平肝息风;

石决明咸寒质重,平肝潜阳,清热明目;

川牛膝引血下行,活血利水,兼益肝肾;

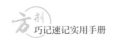
杜仲、寄生补益肝肾；

栀子、黄芩清肝降火；

益母草合川牛膝活血利水，以利平降肝阳；

夜交藤、朱茯神宁心安神。

诸药合用，平肝息风，清热活血，补益肝肾。

【注意事项】重症可易生决明为羚羊角，则药力益著。

大定风珠

《温病条辨》

【方证提要】温病后期，神倦瘛疭，舌绛苔少，脉弱有时时欲脱之势。

【辨证要点】神倦瘛疭，舌绛苔少，脉虚弱。

【证型】阴虚风动证。

【治法】滋阴息风。

【处方】生白芍六钱（18g）　阿胶三钱（9g）　生龟板四钱（12g）　干地黄六钱（18g）　麻仁二钱（6g）　五味子二钱（6g）　生牡蛎四钱（12g）　麦冬连心，六钱（18g）　炙甘草四钱（12g）　鸡子黄生，二枚（2个）　鳖甲生，四钱（12g）

水煎去渣，入阿胶烊化，再入鸡子黄搅匀，分3次温服。

【组成巧记】注意：炙甘草汤（复脉汤）→加减复脉汤→大定风珠，逐步演化。炙甘草汤（复脉汤）：生地阿娇卖麻仁，路人大造桂姜酒。

滋阴：生地、阿胶、麦冬、麻仁；

养血:阿胶、大枣;

益气:炙甘草、人参、大枣;

温阳:桂、姜、酒。

加减复脉汤=炙甘草汤(复脉汤)-参枣桂姜酒+白芍。

加减复脉汤:生地白芍路,阿娇卖麻仁。

大定风珠=加减复脉汤+三甲五味鸡。

大定风珠:生地白芍路,阿娇卖麻仁,三甲五味鸡。

三甲五味鸡:生龟板、生鳖甲、生牡蛎、五味子、鸡子黄。

【方解摘要】

鸡子黄、阿胶均为血肉有情之品,滋阴养液以息风;

重用生白芍、干地黄、麦冬滋水涵木,柔肝濡筋;

龟板、鳖甲、牡蛎滋阴潜阳,重镇息风;

麻仁养阴润燥;

五味子味酸收敛阴,配白芍、甘草能酸甘化阴;

炙甘草调和诸药。

诸药相伍,真阴得复,浮阳得潜,虚风自息。

【注意事项】喘,加人参;自汗者,加龙骨、人参、小麦;悸者,加茯神、人参、小麦。若阴液虽亏而邪热犹盛者,则非本方所宜。《温病条辨》卷三有言:"壮火尚盛者,不得用定风珠、复脉。"

阿胶鸡子黄汤

《通俗伤寒论》

【方证提要】筋脉拘急,手足瘛疭,或头晕目眩,舌绛苔少,

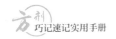

脉细数。

【辨证要点】筋脉拘急,手足瘈疭,舌绛苔少,脉细数。

【证型】邪热久羁,阴血不足,虚风内动证。

【治法】滋阴养血,柔肝息风。

【处方】陈阿胶烊冲,二钱(6g) 生白芍三钱(9g) 石决明杵,五钱(15g) 双钩藤二钱(6g) 大生地四钱(12g) 清炙草六分(2g) 生牡蛎杵,四钱(12g) 络石藤三钱(9g) 茯神木四钱(12g) 鸡子黄先煎代水,二枚(2个)

水煎服。

【组成巧记】阿胶鸡子黄,生地白芍路。牡蛎石决明,钩络茯神木。

对应药物:阿胶、鸡子黄;生地、白芍、甘草;牡蛎、石决明;钩藤、络石藤、茯神木。

【方解摘要】

阿胶、鸡子黄乃血肉有情之品,滋阴养血,濡养筋脉;

生地、白芍滋阴养血,柔肝息风;

牡蛎、石决明、钩藤平肝潜阳息风;

络石藤舒筋活络;

茯神木平肝安神,兼能通络;

炙甘草调和诸药,合白芍酸甘化阴,舒筋缓急。

诸药相配,养血滋阴、柔肝息风。

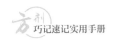

第一节　轻宣外燥剂

杏苏散

《温病条辨》

【方证提要】恶寒无汗,头微痛,咳嗽痰稀,鼻塞咽干,苔白,脉弦。

【辨证要点】恶寒无汗,咳嗽痰稀,鼻塞咽干,苔白,脉弦。

【证型】外感凉燥证。

【治法】轻宣凉燥,理肺化痰。

【处方】苏叶(9g)　半夏(9g)　茯苓(9g)　甘草(3g)　前胡(9g)　苦桔梗(6g)　枳壳(6g)　生姜(3片)　橘皮(6g)　大枣去核(3枚)　杏仁(9g)(原著本方无用量)

水煎服。

【组成巧记】杏苏前湖枳壳舟,晨夏涪陵江枣甘。

释义:杏苏乘着枳壳般的小舟前往湖泊,夏日清晨,涪陵的江枣甘甜可口。

对应药物:杏苏前胡枳壳舟,陈夏茯苓姜枣甘。

杏仁、苏叶、前胡、枳壳、桔梗;陈皮、半夏、茯苓、生姜、大枣、甘草。

【方解摘要】

杏仁苦温而润,肃降肺气,润燥止咳;

苏叶发汗解表,疏散凉燥;

前胡疏风解表,降气化痰;

桔梗、枳壳宣降肺气,化痰止咳;

橘皮、半夏行气燥湿化痰;

茯苓渗湿健脾以杜生痰之源;

生姜、大枣调和营卫,以助润燥;

甘草调和药性,且合桔梗宣肺利咽。

诸药配伍,外可轻宣凉燥,内可理肺化痰,使表解痰消,肺气和降。

【注意事项】原著曾载:"无汗,脉弦。甚或紧者,加羌活,微透汗。汗后咳不止,去苏叶、羌活,加苏梗。兼泄泻腹满者,加苍术、厚朴。头痛兼眉棱骨痛者,加白芷。热甚加黄芩,泄泻腹满者不用。"

桑杏汤

《温病条辨》

【方证提要】头痛,身热不甚,微恶风寒,口渴,咽干鼻燥,干咳无痰,或痰少而黏,舌红,苔薄白而干,脉浮数而右脉大。

【辨证要点】发热不甚,干咳无痰,或痰少而黏,右脉数大。

【证型】外感温燥证。

【治法】清宣温燥,润肺止咳。

【处方】桑叶一钱（3g）　杏仁一钱五分（4.5g）　沙参二钱（6g）　象贝一钱（3g）　香豉一钱（3g）　栀皮一钱（3g）　梨皮

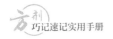

一钱（3g）

水煎服。

【组成巧记】桑杏逗象掷沙梨。

释义：桑杏投掷沙梨逗大象。

对应药物：桑杏豆象栀沙梨。

桑叶、杏仁、香豆豉、象贝、栀皮、沙参、梨皮。

【方解摘要】

桑叶疏散风热，宣肺清热；

杏仁苦温润降，肃肺止咳；

淡豆豉辛凉透散发表；

象贝清化痰热；

栀子皮质轻而寒，清泄肺热；

沙参养阴生津，润肺止咳；

梨皮益阴降火，生津润肺。

诸药合用，清宣温燥、润肺止咳。

【注意事项】本方意在清宣，故药量不宜过重，煎煮时间不宜过长，以体现"治上焦如羽，非轻不举"之法。

清燥救肺汤

《医门法律》

【方证提要】身热头痛，干咳无痰，气逆而喘，咽喉干燥，鼻燥，胸满胁痛，心烦口渴，舌干少苔，脉虚大而数。

【辨证要点】身热，干咳无痰，气逆而喘，舌干少苔，脉虚大而数。

【证型】温燥伤肺证。

【治法】清燥润肺,益气养阴。

【处方】桑叶三钱(9g)　煅石膏二钱五分(7.5g)　甘草一钱(3g)　人参七分(2g)　炒胡麻仁一钱(3g)　阿胶八分(2.5g)　麦门冬去心,一钱二分(3.5g)　炒杏仁七分(2g)　炙枇杷叶一片(3g)

水煎服。

【组成巧记】桑高阿娇卖胡麻,人参甘草杏枇杷。

释义:高大的桑树下,阿娇在卖胡麻、人参、甘草、杏和枇杷。

6 人参　补	1 桑叶　宣	8 杏仁　降
7 甘草　补	2 石膏　清	9 枇杷叶　降
3 阿胶　润	4 麦冬　润	5 胡麻仁　润

对应药物:桑膏阿胶麦胡麻,人参甘草杏枇杷。

桑叶、石膏、阿胶、麦冬、胡麻仁;人参、甘草、杏仁、枇杷叶。

【方解摘要】

霜桑叶质轻寒润入肺,宣透燥热,清肺止咳;

煅石膏辛甘大寒,清肺热生津止渴,肺为娇脏,清肺不可过于寒凉,故石膏煅用;

阿胶、麦冬、胡麻仁养阴生津润燥;

人参、甘草益气补中,培土生金。甘草尚调和药性。

杏仁、枇杷叶苦降肺气,止咳平喘,是为《素问·脏气法时

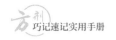

论》曰:"肺苦气上逆,急食苦以泄之"。

诸药合用,宣、清、润、补、降五法并用,清燥润肺,益气养阴。

【注意事项】原著曾载:"痰多加贝母、瓜蒌;血枯加生地黄;热甚加犀角(水牛角代)、羚羊角,或加牛黄。"本方证治虽属外燥,但温燥伤肺较重,故临证可依肺热及阴伤之程度,调整桑叶、石膏、麦冬等药用量。

第二节　滋润内燥剂

麦门冬汤

《金匮要略》

【方证提要】

1. 咳唾涎沫,短气喘促,咽干口燥,舌红少苔,脉虚数。

2. 气逆呕吐,口渴咽干,舌红少苔,脉虚数。

【辨证要点】咳唾涎沫,短气喘促,或呕吐,口渴咽干,舌红少苔,脉虚数。

【证型】

1. 虚热肺痿。

2. 胃阴不足证。

【治法】滋养肺胃,降逆下气。

【处方】麦门冬七升(42g)　半夏一升(6g)　人参三两(9g)

甘草二两（6g） 粳米三合（6g） 大枣十二枚（4枚）

水煎服。

【组成巧记】注意：白虎汤→竹叶石膏汤→麦门冬汤，逐步演化。

白虎汤：高母迷路。

石膏、知母、粳米、甘草。

清热除烦、生津止渴。为治疗伤寒阳明经证，或温病气分热盛证。

竹叶石膏汤（麦冬一升，半夏半升，人参二两）：竹膏迷路人冬夏。

竹叶、石膏、粳米、甘草；人参、麦冬、半夏。

清热生津，益气和胃。主治伤寒、温病、暑病余热未清，气阴两伤证。

本方由白虎汤去知母，加竹叶、人参、麦冬、半夏组成。

气分热盛用白虎汤清热生津，除烦止渴；

热病后期余热未清，去大寒且滑肠之知母，换为质轻力柔，清热泻火之竹叶；

热病后期气阴两伤，故加人参益气、麦冬养阴；

另外热病后期无论是寒药损伤或是余热扰胃，常见胃失和降，气逆欲吐，加半夏降逆止呕。

正如《医宗金鉴》所言："以大寒之剂，易为清补之方。"热病后期，大寒的白虎汤，改为清补的竹叶石膏汤。

麦门冬汤（麦冬七升，半夏一升，人参三两）。

大枣迷路人冬夏。

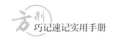

大枣、粳米、甘草;人参、麦冬、半夏。

麦门冬汤由竹叶石膏汤除去方名中二味(竹叶石膏),麦冬一升增为七升,半夏半升增为一升,人参二两增为三两,粳米半升减为三合,加大枣十二枚,甘草仍为二两而成。

理解:麦门冬汤证相较竹叶石膏汤更后期,已无明显余热,故去寒凉之竹叶、石膏,此阶段肺胃阴伤明显,气虚也甚,一派阴虚,虚火上炎之象,见肺胃气逆,或咳或喘或呕,口渴、口燥咽干,舌红少苔,脉虚数等证。故麦冬七倍,半夏一倍,人参亦增,并加大枣,大补肺胃阴液,兼益气和胃。

白虎汤、竹叶石膏汤与麦门冬汤组成、剂量及方歌比较:

白虎汤		竹叶石膏汤		麦门冬汤	
石膏一斤	高	竹叶二把	竹	大枣十二枚	大枣
知母六两	母	石膏一斤	高		
粳米六合	迷	粳米半升	迷	粳米三合	迷
炙甘草二两	路	炙甘草二两	路	甘草二两	路
		人参二两	人	人参三两	人
		麦冬一升	冬	麦冬七升	冬
		半夏半升	夏	半夏一升	夏

【方解摘要】

麦冬重用,甘寒清润,养阴生津,滋液润燥,兼清虚热;

半夏降逆下气、化痰和胃,一则降逆止咳呕,二则开胃行津润肺,三则防大剂麦冬滋腻壅滞;

人参、甘草、粳米、大枣,健脾益气,培土生金;

甘草调和药性。

诸药相合,滋养肺胃,降逆下气。

养阴清肺汤

《重楼玉钥》

【方证提要】阴虚肺燥之白喉。喉间起白如腐,不易拭去,咽喉肿痛,初期或发热或不发热,鼻干唇燥,或咳或不咳,呼吸有声,似喘非喘,脉数无力或细数。

【辨证要点】喉间起白如腐,不易拭去,咽喉肿痛,鼻干唇燥。

【证型】阴虚肺燥。

【治法】养阴清肺,解毒利咽。

【处方】大生地二钱(6g)　麦门冬一钱二分(4g)　生甘草五分(2g)　元参钱半(5g)　贝母去心,八分(3g)　丹皮八分(3g)　薄荷五分(2g)　炒白芍八分(3g)

水煎服。

【组成巧记】白芍炫麦地,贝母薄草皮。

释义:白芍炫耀麦地,贝母鄙薄草皮。

对应药物:白芍玄麦地,贝母薄草皮。

白芍、玄参、麦冬、生地;贝母、薄荷、生甘草、丹皮。

【方解摘要】

麦门冬养阴润肺清热,益胃生津润喉;

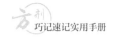

生地甘苦而寒,滋肾润肺,又能清热凉血解疫毒;

玄参清热解毒滋阴;

白芍敛阴和营泄热;

贝母润肺化痰散结;

薄荷辛凉宣散利咽;

丹皮凉血活血消肿;

生甘草清热解毒,调和药性。

诸药合用,养阴清肺,解毒利咽。

【注意事项】白喉忌解表,尤忌辛温发汗。原书方后记载: "如有内热及发热,不必投表药,照方服去,其热自除。"

百合固金汤

《慎斋遗书》

【方证提要】咳嗽气喘,痰中带血,咽喉燥痛,头晕目眩,午后潮热,舌红少苔,脉细数。

【辨证要点】咳嗽气喘,痰中带血,咽喉燥痛,舌红少苔,脉细数。

【证型】肺肾阴亏,虚火上炎证。

【治法】滋润肺肾,止咳化痰。

【处方】熟地 生地 归身各三钱(各9g) 白芍 甘草各一钱(各3g) 桔梗 玄参各八分(各3g) 贝母 麦冬 百合各一钱半(各6g)

水煎服。

【组成巧记】百合炫麦地,贝母操舟楫,四物川芎弃。

释义:百合炫耀麦地,贝母操控舟楫,四物汤将川芎减去。

欣赏:

题黯淡滩

宋·韦骧

慎操舟楫度危滩,脱险从安反掌间。

岂似俗流争利达,难防笑貌伏波澜。

对应药物:百合玄麦地,贝母草舟楫,四物川芎弃。

百合、玄参、麦冬、生地;贝母、甘草、桔梗;熟地、当归、白芍。

【方解摘要】

生、熟二地滋补肾阴亦养肺阴,熟地兼能补血,生地兼能凉血;

百合、麦冬滋养肺阴并润肺止咳;

玄参咸寒,滋肾阴,降虚火;

贝母清热润肺,化痰止咳;

桔梗载药上行,化痰散结利咽;

当归、芍药补血敛肺止咳;

甘草调和诸药,且配与桔梗利咽喉。

诸药相合,滋阴凉血,降火消痰。

琼玉膏

申铁瓮方,录自《洪氏集验方》

【方证提要】干咳少痰,咽燥咯血,气短乏力,肌肉消瘦,舌

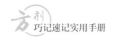

红少苔,脉细数。

【辨证要点】干咳咯血,气短乏力,舌红少苔,脉细数。

【证型】肺肾阴亏之肺痿。

【治法】滋阴润肺,益气补脾。

【处方】人参为末,二十四两(6g) 生地黄十六斤(30g)
白茯苓四十九两(12g) 白沙蜜十斤(20g)

前三味加水煎3次,合并药液,浓缩至稠膏。另取白蜜加入
搅匀,加热微炼,瓶装密封备用。每服9~15g,早晚各服1次,温
开水冲服或酒化服;亦可为汤剂,水煎服。

【组成巧记】生地人服蜜。

释义:生地的人们爱服用蜂蜜。

对应药物:生地人茯蜜。

生地、人参、茯苓、蜂蜜。

【方解摘要】

生地黄重用滋阴壮水以制虚火;

白蜜补中润肺止咳;

人参、茯苓益气健脾,培土生金,且茯苓能渗湿化痰,使全
方补不滞腻;每晨用温酒化服,以助药力,可去腻膈之弊。

诸药合用,滋阴润肺、益气补脾。

玉液汤

《医学衷中参西录》

【方证提要】口干而渴,饮水不解,小便频数量多,或小便

浑浊,困倦气短,舌嫩红而干,脉虚细无力。

【辨证要点】口渴尿多,困倦气短,舌嫩红而干,脉虚细无力。

【证型】气阴两虚之消渴。

【治法】益气养阴,固肾生津。

【处方】生山药一两(30g)　生黄芪五钱(15g)　知母六钱(18g)　生鸡内金二钱(6g)　葛根钱半(5g)　五味子三钱(9g)　天花粉三钱(9g)

水煎服。

【组成巧记】药芪母搁鸡味粉。

释义:药芪后母亲又搁了些鸡味粉。(炖药膳)

对应药物:药芪母葛鸡味粉。

山药、黄芪、知母、葛根、鸡内金、五味子、天花粉。

【方解摘要】

生山药、生黄芪补气养阴,益脾固肾;

知母、天花粉滋阴清热,润燥止渴;

葛根生津止渴,升阳布津;

鸡内金健脾助运化津;

五味子酸收敛阴固肾;

诸药合用,益气养阴,固肾止渴。

增液汤

《温病条辨》

【方证提要】大便秘结,口渴,舌干红,脉细数或脉沉无

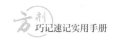

力者。

【辨证要点】大便秘结、舌干红、脉细数。或沉而无力。

【证型】阳明温病,津亏肠燥便秘证。

【治法】增液润燥。

【处方】玄参一两(30g) 麦冬连心八钱(24g) 细生地八钱(24g)

水煎服。

【组成巧记】玄麦地。

对应药物:玄参、麦冬、生地。

【方解摘要】

玄参重用苦咸而寒,清热养阴,生津润燥;

生地甘苦而寒,清热滋阴;

麦冬甘寒,滋肺增液,生津润肠。

三药合用,养阴增液而清热,使肠燥得润,大便自下,故名之曰"增液汤"。

【注意事项】本方为增水行舟法之代表方,方中三药均较临证常用量为大,即"三药合用,作增水行舟之计,故汤名增液,但非重用不为功"(《温病条辨》卷二)。

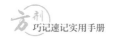
第一节　化湿和胃剂

平胃散

《简要济众方》

【方证提要】脘腹胀满,不思饮食,口淡无味,恶心呕吐,嗳气吞酸,肢体沉重,怠惰嗜卧,常多自利,舌苔白腻而厚,脉缓。

【辨证要点】脘腹胀满,舌苔白腻而厚。

【证型】湿滞脾胃证。

【治法】燥湿运脾,行气和胃。

【处方】炒苍术四两(12g)　姜厚朴三两(9g)　陈皮二两(6g)　炙甘草一两(3g)

共研细末,每服4~6g,姜枣煎汤送下;亦可作汤剂,加生姜2片、大枣2枚,水煎服。

【组成巧记】破陈仓,凿江路。

参考:明修栈道,暗度陈仓。

对应药物:朴陈苍,枣姜蔗。

厚朴、陈皮、苍术;大枣、生姜、甘草。

【方解摘要】

苍术辛香苦温,燥湿健脾;

厚朴辛温而散,行气燥湿;

陈皮辛行温通,理气和胃,燥湿醒脾;

甘草益气补中,令"脾强则有制湿之能"(《医方考》),使诸药祛湿而不伤正,又能调和诸药;

煎煮时少加生姜、大枣以增补脾和胃。

诸药合用:燥湿运脾,行气和胃。

【注意事项】本方中药物辛苦温燥,易耗气伤津,故阴津不足或脾胃虚弱者及孕妇不宜使用。

藿香正气散

《太平惠民和剂局方》

【方证提要】霍乱吐泻,恶寒发热,头痛,胸膈满闷,脘腹疼痛,舌苔白腻,脉浮或濡缓。以及山岚瘴疟等。

【辨证要点】恶寒发热,上吐下泻,舌苔白腻。

【证型】外感风寒,内伤湿滞证。

【治法】解表化湿,理气和中。

【处方】大腹皮　白芷　紫苏　茯苓去皮,各一两(各3g)半夏曲　白术　陈皮　姜厚朴　苦桔梗各二两(各6g)　藿香三两(9g)　炙甘草二两半(6g)

散剂,每服6g,生姜3片、大枣1枚,煎汤送服;亦可作汤剂,加生姜3片、大枣1枚,水煎服。

【组成巧记】藿香止舟大腹皮,平胃散中换白术,半夏厚朴是夏曲。

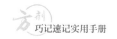

藿香止舟大腹皮	平胃散中换白术	半夏厚朴是夏曲	共13味药，即15-2生姜、厚朴两味重复
藿香芷舟大腹皮	朴陈苍 苍术→白术 枣姜蘀	半夏→半夏曲 朴苓姜叶	
藿香芷桔梗大腹皮	朴陈 白术 枣姜蘀	半夏曲 朴苓姜叶	

对应药物：

藿香芷舟大腹皮，平胃散中换白术，半夏厚朴（汤）是夏曲。

藿香、白芷、桔梗、大腹皮；厚朴、陈皮、白术（苍术换）、大枣、生姜、甘草；半夏曲、（厚朴）、茯苓、（生姜）、苏叶。

【方解摘要】

藿香辛温芳香，外散风寒，内化湿滞，辟秽和中，为治霍乱吐泻之要药；

半夏曲、陈皮理气燥湿，和胃降逆以止呕；

白术、茯苓健脾助运，除湿和中以止泻；

紫苏、白芷辛温发散，紫苏尚可行气止呕，白芷兼能燥湿化浊；

大腹皮、厚朴行气化湿；

桔梗宣肺利膈，助解表化湿；

煎加生姜、大枣，补益脾胃，调和营卫；

甘草调和药性，并协姜、枣以和中；

诸药相合，外散风寒，内化湿浊，通畅气机，调和脾胃，清升浊降，则寒热、吐泻、腹痛诸症可除。感受山岚瘴气以及水土不服,症见寒甚热微或但寒不热、呕吐腹泻、苔白厚腻者,亦可以本方散寒祛湿,辟秽化浊,和中悦脾而治之。

【注意事项】本方解表缓和,"如欲出汗",宜"热服",且"衣被盖"。霍乱吐泻属湿热证者禁服本方。气分热盛暑病、气阴两伤暑病皆非适用。

第二节　清热祛湿剂

茵陈蒿汤

《伤寒论》

【方证提要】黄疸阳黄。一身面目俱黄,黄色鲜明,发热,无汗或但头汗出,口渴欲饮,恶心呕吐,腹微满,小便短赤,大便不爽或秘结,舌红苔黄腻,脉沉数或滑数有力。

【辨证要点】一身面目俱黄,黄色鲜明,舌苔黄腻,脉沉数或滑数有力。

【证型】湿热瘀滞,熏蒸肝胆。

【治法】清热利湿退黄。

【处方】茵陈六两(18g)　栀子十四枚(12g)　大黄去皮,二两(6g)

水煎服。

【组成巧记】茵栀黄。

对应药物:茵陈、栀子、大黄。

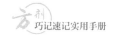

【方解摘要】

茵陈蒿重用,清利肝胆湿热,为治黄疸要药;

栀子泄热降火,清利三焦湿热,合茵陈使湿热从小便而去;

大黄泻热逐瘀,通利大便,伍茵陈令湿热瘀滞由大便而去。

诸药相合,使二便通利,湿热瘀滞前后分消,腹满自减,黄疸渐消。

【注意事项】服本方后,以小便增多,且尿色黄赤为效,即仲景所谓"小便当利,尿如皂荚汁状,色正赤,一宿腹减,其从小便去也"(《伤寒论》)之意。

八正散

《太平惠民和剂局方》

【方证提要】热淋。尿频尿急,溺时涩痛,淋沥不畅,尿色浑赤,甚则癃闭不通,小腹急满,口燥咽干,舌苔黄腻,脉滑数。

【辨证要点】尿频尿急,溺时涩痛,舌苔黄腻,脉滑数。

【证型】膀胱湿热。

【治法】清热泻火,利水通淋。

【处方】车前子 瞿麦 萹蓄 滑石 山栀子仁 炙甘草 木通 大黄各一斤(各9g)

散剂,每服6~10g,灯心煎汤送服;亦可作汤剂,加灯心,水煎服。

【组成巧记】渠边车路滑,木灯山栀黄。

释义:渠道边车路很滑,木灯发出栀子般黄色的柔光。

对应药物:瞿萹车蕗滑,木灯山栀黄。

瞿麦、萹蓄、车前子、炙甘草、滑石;木通、灯心、山栀子、大黄。

【方解摘要】

瞿麦、萹蓄、车前子清热利水通淋;

甘草调和诸药,兼以清热缓急;

滑石清热利湿,利水通淋;

木通上清心火,下利湿热;

煎加灯心增利水通淋之力;

山栀子仁清热泻火,清利三焦湿热;

大黄荡涤邪热,通利肠腑,亦治"小便淋沥"(《本草纲目》);

诸药合用,清利膀胱,又兼通利大肠,分消导浊,使湿热之邪尽从二便而去,共成清热泻火、利水通淋之剂。

【注意事项】若大便秘结,腹胀者,原方煨大黄改用生大黄,加枳实以通腑泄热;若伴寒热往来,口苦,呕恶者,与小柴胡汤合用以和解少阳;若湿热伤阴,口渴,舌红苔少者,去大黄,加生地、知母以养阴清热。本方苦寒通利,凡淋证属湿热下注者均可加减用之。若属血淋者,加生地、小蓟、白茅以凉血止血;若为石淋,加金钱草、海金沙、石韦等以化石通淋;若属膏淋,加萆薢、菖蒲以分清化浊。

三仁汤

《温病条辨》

【方证提要】头痛恶寒,身重疼痛,肢体倦怠,面色淡黄,胸闷不饥,午后身热,苔白不渴,脉弦细而濡。

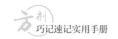
【辨证要点】头痛恶寒,身重疼痛,午后身热,苔白不渴。

【证型】湿温初起或暑温夹湿之湿重于热证。

【治法】宣畅气机,清利湿热。

【处方】杏仁五钱(15g) 飞滑石六钱(18g) 白通草二钱(6g) 白蔻仁二钱(6g) 竹叶二钱(6g) 厚朴二钱(6g) 生薏苡仁六钱(18g) 半夏五钱(15g)

水煎服。

【组成巧记】杏蔻薏苡上中下,三仁扑通竹下滑。

释义:杏蔻薏苡分别对应上中下焦,三仁扑通一声在竹子下滑倒。

对应药物:杏蔻薏苡上中下,三仁朴通竹夏滑。

杏仁、白蔻仁、薏苡仁;厚朴、通草、竹叶、半夏、滑石。

【方解摘要】

滑石清热利湿而解暑;

杏仁宣利上焦肺气,"盖肺主一身之气,气化则湿亦化"(《温病条辨》);

白蔻仁芳香化湿,利气宽胸,畅中焦之脾气以助祛湿;

薏苡仁淡渗利湿以健脾,使湿热从下焦而去;

通草、竹叶甘寒淡渗,利湿清热;

半夏、厚朴行气除满,和胃化湿;

原方以甘澜水(又名"劳水")煎药,意在取其下走之性以助利湿之效。诸药相合,宣畅气机,使三焦湿热上中下分消。

【注意事项】湿温初起,证多疑似,每易误治,故吴鞠通于《温病条辨》中明示"三戒":一者,不可见其头痛恶寒,身重疼痛,以为伤寒而汗之,汗伤心阳,则神昏耳聋,甚则目瞑不欲言;二者,不可见其中满不饥,以为停滞而下之,下伤脾胃,湿邪乘势下注,则为洞泄;三者,不可见其午后身热,以为阴虚而用柔药润之,否则易使湿热锢结而病深不解。

甘露消毒丹

《医效秘传》

【方证提要】发热口渴,胸闷腹胀,肢酸倦怠,颐咽肿痛,或身目发黄,小便短赤,或泄泻淋浊,舌苔白腻或黄腻或干黄,脉濡数或滑数。

【辨证要点】身热肢酸,口渴尿赤,或咽痛身黄,舌苔白腻或微黄。

【证型】湿温时疫之湿热并重证。

【治法】利湿化浊,清热解毒。

【处方】飞滑石十五两(15g)　淡黄芩十两(10g)　绵茵陈十一两(11g)　石菖蒲六两(6g)　川贝母　木通各五两(各5g)藿香　连翘　白蔻仁　薄荷　射干各四两(各4g)

散剂,每服6~9g;或为丸剂,每服9~12g;亦可作汤剂,水煎服。

【组成巧记】琴音飞花豆蔻香,俏母木舍薄荷昌。

诗意:琴音悠扬,飞花起舞,豆蔻散发着淡淡的清香,俏母木舍边的薄荷,繁茂而昌盛。

对应药物:芩茵飞滑豆蔻香,翘母木射薄荷菖。

黄芩、茵陈、飞滑石、豆蔻、藿香;连翘、川贝母、木通、射干、

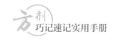
薄荷、菖蒲。

【方解摘要】

黄芩清热燥湿,泻火解毒;

茵陈清利湿热而退黄;

飞滑石利水渗湿,清热解暑;

白豆蔻、藿香、石菖蒲行气化湿,悦脾和中;

连翘、贝母、射干、薄荷清热解毒,透邪散结,消肿利咽;

木通清热通淋导湿热从小便而去。

诸药合用,利湿化浊、清热解毒。

连朴饮

《霍乱论》

【方证提要】胸脘痞闷,恶心呕吐,口渴不欲多饮,心烦溺赤,泄泻,或霍乱吐泻,舌苔黄腻,脉濡数。

【辨证要点】呕吐泄泻,胸脘痞闷,舌苔黄腻,脉濡数。

【证型】湿热霍乱。

【治法】清热化湿,理气和中。

【处方】制厚朴二钱(6g) 姜汁炒川连 石菖蒲 制半夏各一钱(各3g) 炒香豉 焦栀各三钱(各9g) 芦根二两(60g)水煎服。

【组成巧记】廉破菖庐伴香栀。

释义:廉破的菖蒲小屋伴着一树香栀。

对应药物:连朴菖芦半香栀。

香栀:香豉、焦栀子(栀子豉汤)。

黄连、厚朴;石菖蒲、芦根;半夏、香豉、焦栀子。

【方解摘要】

黄连苦寒,清热燥湿,姜制则和胃止呕;

厚朴辛苦性温,宣畅气机,化湿行滞;

石菖蒲芳香化湿醒脾;

芦根独重,清热止呕除烦,利尿下导湿热;

半夏辛燥性温,降逆和胃止呕;

香豆豉宣郁止烦;

栀子苦寒,清心泻热,导湿热从小便而出,合香豆豉清宣郁热而除心烦。

诸药相伍,清热化湿,理气和中。

当归拈痛汤(又名拈痛汤)

《医学启源》

【方证提要】遍身肢节烦痛,或肩背沉重,或脚气肿痛,脚膝生疮,舌苔白腻或微黄,脉濡数。

【辨证要点】肢节沉重肿痛,苔白腻微黄,脉数。

【证型】湿热相搏,外受风邪证。

【治法】利湿清热,疏风止痛。

【处方】羌活半两(15g)　防风三钱(9g)　升麻一钱(3g)　葛根二钱(6g)　白术一钱(3g)　苍术三钱(9g)　当归身三钱(9g)　人参二钱(6g)　甘草五钱(15g)　苦参酒浸,二钱

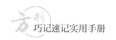

（6g） 炒黄芩一钱（3g） 知母酒洗,三钱（9g） 酒炒茵陈五钱（15g） 猪苓三钱（9g） 泽泻三钱（9g）

水煎服。

【组成巧记】羌音泻猪岭,风歌升苦琴。苍白二术共,知母路归人。

释义:羌族的音乐从猪岭上倾泻而下,风歌伴着苦琴升起,苍术白术共存,知母只是赶路归家的人。

对应药物:羌茵泻猪苓,风葛升苦芩。苍白二术共,知母蘸归人。

羌活、茵陈、泽泻、猪苓;防风、葛根、升麻、苦参、黄芩;苍术、白术;知母、甘草、当归、人参。

【方解摘要】

羌活辛散祛风,苦燥胜湿,通痹止痛,尤擅治上肢肩背之痛;

茵陈苦泄下降,清热利湿,《本草拾遗》言其能"通关节,去滞热";

泽泻、猪苓甘淡以助茵陈渗利湿热;

防风、葛根、升麻辛散以助羌活祛风胜湿;

苦参、黄芩寒凉以助茵陈清热解毒;

苍术辛温,擅除内外之湿;

白术甘温,专以健脾燥湿;

知母质润,既可助苦寒清热之力,又可防苦燥渗利伤阴;

当归和血,"血壅不流则为痛,当归辛温以散之"(《医方集解》);

人参、甘草"补脾养正气,使苦药不能伤胃"(《医学启

源》),合当归补益气血,防辛散药物耗伤气阴;

甘草清热解毒,调和诸药。

诸药相合,利湿清热、疏风止痛。

此外,方中人参、白术、甘草配伍羌活、防风、升麻、葛根有补气升阳之妙,似东垣"补中益气汤""升阳益胃汤"之滥觞;退黄要药茵陈蒿与辛散、苦燥、渗利诸药相配,令湿邪内清外越,故吴崑又有"湿热发黄者,此方主之"(《医方考》)之论。

二妙散

《丹溪心法》

【方证提要】筋骨疼痛,或两足痿软,或足膝红肿疼痛,或湿热带下,或下部湿疮,小便短赤,舌苔黄腻。

【辨证要点】足膝肿痛,小便短赤,舌苔黄腻。

【证型】湿热下注证。

【治法】清热燥湿。

【处方】炒黄柏　炒苍术(各15g)(原著本方无用量)

二药等分,研细末和匀,每次3~6g;或制成丸剂,每次6g;亦可作汤剂,水煎服。

【组成巧记】苍柏。

对应药物:苍术、黄柏。

【方解摘要】

黄柏寒凉苦燥,擅清下焦湿热;

苍术辛苦温燥,一则健脾助运化湿,二则芳化苦温燥湿,且

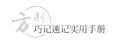

二药寒温互制,以防败胃伤津。"苍术妙于燥湿,黄柏妙于去热"(《医方考》);

再入姜汁少许调药,既可借其辛散以助祛湿,亦可防黄柏苦寒伤中。

第三节　利水渗湿剂

五苓散

《伤寒论》

【方证提要】

1. 小便不利,头痛微热,烦渴欲饮,甚则水入即吐,舌苔白,脉浮。

2. 脐下动悸,吐涎沫而头眩,或短气而咳者。

3. 水肿,泄泻,小便不利,以及霍乱吐泻等。

【辨证要点】小便不利,舌苔白,脉浮或缓。

【证型】

1. 蓄水证。

2. 痰饮。

3. 水湿内停证。

【治法】利水渗湿,温阳化气。

【处方】猪苓十八铢(9g)　泽泻一两六铢(15g)　白术十八铢(9g)　茯苓十八铢(9g)　桂枝半两(6g)

散剂,每服 6~10g,多饮热水,取微汗;亦可作汤剂,水煎服,温服取微汗。

【组成巧记】二岭泽泻白术贵。

释义:二岭泽泻山洪暴发,白术歉收,变得很贵。

对应药物:二苓泽泻白术桂。

茯苓、猪苓、泽泻、白术、桂枝。

【方解摘要】

泽泻重用,利水渗湿;

茯苓、猪苓利水渗湿;

白术补气健脾以运化水湿;

桂枝温阳化气以助利水,且可辛温发散以祛表邪。

诸药相伍,利水渗湿,温阳化气。

方中桂枝并非专为解表而设,故"蓄水证"得之,有利水而解表之功;饮邪上逆者得之,有温阳平冲降逆之功;水湿内盛而无表证者得之,则可收化气利水之效。

【注意事项】本方后嘱曰"多饮暖水,汗出愈"。多饮暖水,可温助阳气,以发汗解表;再则汗出而肺气开宣,若提壶揭盖,亦有助于利水渗湿。《伤寒六经辨证治法》云:"盖多服暖水,犹桂枝汤啜热粥之法……溺汗俱出,经腑同解,至妙之法,可不用乎!"

猪苓汤

《伤寒论》

【方证提要】发热,口渴欲饮,小便不利,或心烦不寐,或

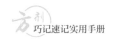

咳嗽,或呕恶,或下利,舌红苔白或微黄,脉细数。亦治热淋,血淋等。

【辨证要点】小便不利,口渴,身热,舌红,脉细数。

【证型】水热互结伤阴证。

【治法】利水渗湿,养阴清热。

【处方】猪苓　茯苓　泽泻　阿胶　滑石碎,各一两(各10g)

水煎服,阿胶烊化。

【组成巧记】二岭泽泻滑石跤。

释义:二岭泽泻山洪暴发,山高路险,容易在光滑的石头上摔跤。

对应药物:二苓泽泻滑石胶。

茯苓、猪苓、泽泻、滑石、阿胶。

【方解摘要】

猪苓淡渗利水,乃方中诸利水药中"性之最利者"(《绛雪园古方选注》);

泽泻、茯苓利水渗湿,且泽泻兼可泄热,茯苓兼可健脾;

滑石清热利水;

阿胶滋阴止血,既补已伤之阴,又防渗利伤及阴血,正如吴崑所言:"四物皆渗利,则又有下多亡阴之惧,故用阿胶佐之,以存津液于决渎尔(《医方考》)。"并可止淋证出血。

诸药配伍,利水渗湿,养阴清热。

防己黄芪汤

《金匮要略》

【方证提要】汗出恶风,身重或肿,或肢节疼痛,小便不利,舌淡苔白,脉浮。

【辨证要点】汗出恶风,小便不利,苔白脉浮。

【证型】表虚之风水或风湿。

【治法】益气祛风,健脾利水。

【处方】防己一两(12g) 炙甘草半两(6g) 白术七钱(9g) 黄芪一两一分(15g)

加生姜 4 片,大枣 1 枚,水煎服。

【组成巧记】防己黄芪汤,白术草枣姜。

释义:防己黄芪汤,有防己、黄芪,再加白术、草枣姜。

传说参考:相传秦朝时有隐士名方吉,好医药,以某种草药治疗百姓全身浮肿,小便少,四肢疼痛等症状的疾病,此药被百姓称为方吉,后代代相传,方吉也逐渐被读作防己,即我们今天所用的中药材防己。

防己	黄芪	白术	甘草	大枣	生姜
祛风利水止痛	益气利水固表	健脾利水	益气和中调和诸药	助芪术补脾气伍生姜和营卫	温散利水

对应药物:防己、黄芪、白术、甘草、大枣、生姜。

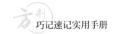

【方解摘要】

防己祛风胜湿,利水止痛;

黄芪益气固表而利水;

白术补气健脾利水;

生姜以助防己祛风湿,散水气;

大枣以助芪、术补脾气,伍生姜,调和营卫;

甘草益气和中,调和诸药。

诸药合用益气祛风,健脾利水。

【注意事项】原著曾载:"腹痛加芍药。"服本方后,患者可能出现"如虫行皮中""从腰下如冰"之感,此乃卫阳振奋,风湿欲解,湿邪下行之兆。"以被绕腰",意在保暖以助汗出。

五皮散

《中藏经》

【方证提要】一身悉肿,肢体沉重,心腹胀满,上气喘急,小便不利,以及妊娠水肿,苔白腻,脉沉缓。

【辨证要点】一身悉肿,心腹胀满,小便不利。

【证型】水停气滞之皮水证。

【治法】利水消肿,理气健脾。

【处方】生姜皮　桑白皮　陈橘皮　大腹皮　茯苓皮各等分(各9g)

水煎服。

【组成巧记】陈苓姜桑大腹皮。

对应药物：陈橘皮、茯苓皮、生姜皮、桑白皮、大腹皮。

【方解摘要】

橘皮理气和胃,醒脾化湿;

茯苓皮甘淡性平,专行皮肤水湿,健脾渗湿、利水消肿;

生姜皮散皮间水气以消肿;

桑白皮肃降肺气以通调水道,令"肺气清肃,则水自下趋"
(《成方便读》);

大腹皮行气消胀,利水消肿。

诸药相伍,"以皮行皮"健脾行气利水。

第四节　温化寒湿剂

苓桂术甘汤

《金匮要略》

【方证提要】胸胁支满,目眩心悸,或短气而咳,舌苔白滑,
脉弦滑或沉紧。

【辨证要点】胸胁支满,目眩心悸,舌苔白滑。

【证型】中阳不足之痰饮。

【治法】温阳化饮,健脾利水。

【处方】茯苓四两(12g)　桂枝三两(9g)　白术三两(9g)
炙甘草二两(6g)

水煎服。

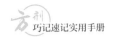

【组成巧记】苓桂术甘汤方名含全部药物组成。

对应药物：茯苓、桂枝、白术、炙甘草。

【方解摘要】

茯苓甘淡，健脾利水渗湿，消饮杜痰；

桂枝温阳化气，苓、桂相伍，温阳行水；

白术健脾燥湿；

炙甘草一助白术益气健脾，补土制水，二配桂枝，辛甘化阳，温补中焦，三可调和诸药。

四药相合，温阳化饮，健脾利水。

【注意事项】原方用法之后有"小便则利"四字，即服本方后，小便增多，此为饮从小便而去之兆，亦即《金匮要略》"夫短气有微饮，当从小便去之"之意。

甘草干姜茯苓白术汤（又名肾著汤）

《金匮要略》

【方证提要】肾著病。身重，腰下冷痛，腰重如带五千钱，饮食如故，口不渴，小便自利，舌淡苔白，脉沉迟或沉缓。

【辨证要点】腰重冷痛，苔白不渴，脉沉迟或沉缓。

【证型】寒湿着腰。

【治法】祛寒除湿。

【处方】甘草二两（6g）　干姜四两（12g）　茯苓四两（12g）　白术二两（6g）

水煎服。

【组成巧记】甘草干姜茯苓白术汤方名含全部药物组成。

对应药物:甘草、干姜、茯苓、白术。

【方解摘要】

干姜重用,辛热温中,散寒除湿。

茯苓利水渗湿;

白术健脾燥湿;

甘草调和药性,合术、苓补脾运湿,合干姜辛甘化阳以散寒除湿。

四药相伍,温中健脾,散寒祛湿。

真武汤

《伤寒论》

【方证提要】

1. 小便不利,四肢沉重疼痛,浮肿,腰以下为甚,畏寒肢冷,腹痛,下利,或咳,或呕,舌淡胖,苔白滑,脉沉细。

2. 汗出不解,其人仍发热,心下悸,头眩,身瞤动,振振欲擗地。

【辨证要点】小便不利,肢体沉重或浮肿,舌质淡胖,苔白,脉沉。

【证型】

1. 阳虚水泛证。

2. 太阳病发汗太过,阳虚水泛证。

【治法】温阳利水。

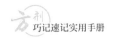

【处方】茯苓三两（9g） 芍药三两（9g） 白术二两（6g）
生姜三两（9g） 炮附子一枚（9g）

水煎服。

【组成巧记】父逐白芍涪陵江。

释义：父亲追逐白芍直到涪陵江边。

对应药物：附子、白术、白芍、茯苓、生姜。

【方解摘要】

附子大辛大热，温肾化气行水，暖脾温运水湿；

茯苓、白术补气健脾，利水渗湿；

生姜，配附子温阳散寒，伍苓、术辛散水气，并可和胃而
止呕；

白芍功用有四：一者利小便以行水气，《神农本草经》言其
能"利小便"；二者柔肝缓急以止腹痛；三者敛阴舒筋以解筋肉
瞤动；四者防止附子燥热伤阴。

诸药合用，温阳利水。

实脾散

《严氏济生方》

【方证提要】身半以下肿甚，手足不温，口中不渴，胸腹胀
满，大便溏薄，舌苔白腻，脉沉弦而迟。

【辨证要点】身半以下肿甚，胸腹胀满，舌淡苔腻，脉沉迟。

【证型】脾肾阳虚，水气内停之阴水。

【治法】温阳健脾，行气利水。

【处方】姜厚朴　炒白术　木瓜　木香　草果　大腹子　炮附子　白茯苓　干姜炮,各一两(各30g)　炙甘草半两(15g)

加生姜5片,大枣1枚,水煎服。

【组成巧记】父逐二江涪陵早,香槟瓜果厚朴甘。

释义:父亲追逐二江,早早到达了涪陵,这里香槟、瓜果醇厚质朴而甘甜。

对应药物:附术二姜茯苓枣,香槟瓜果厚朴甘。

附子、白术、生姜、干姜、茯苓、大枣;木香、槟榔、木瓜、草果、厚朴、甘草。

【方解摘要】

附子温肾阳、助气化以祛湿;

干姜暖脾阳、助运化以制水;

茯苓、白术健脾渗湿,利水消肿;

厚朴、木香、大腹子(槟榔)行气利水;

木瓜除湿和中;

草果温中燥湿;

甘草、生姜、大枣益脾和中,生姜兼能温散水气,甘草亦可调和药性。

诸药合用,温阳健脾,行气利水。

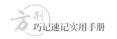

第五节　祛湿化浊剂

萆薢分清饮(原名萆薢分清散)

《杨氏家藏方》

【方证提要】小便频数,混浊不清,白如米泔,凝如膏糊,舌淡苔白,脉沉。

【辨证要点】小便混浊频数,舌淡苔白,脉沉。

【证型】下焦虚寒之膏淋、白浊。

【治法】温肾利湿,分清化浊。

【处方】益智仁　川萆薢　石菖蒲　乌药各等分(各9g)
水煎服,加入食盐少许。

【组成巧记】辟邪乌菖智仁言。

释义:"乌黑的石菖蒲有辟邪之功" 智仁有言!

注:民俗中石菖蒲有避邪之说。

对应药物:萆薢乌菖智仁盐。

萆薢、乌药、石菖蒲、益智仁、盐。

【方解摘要】

萆薢味苦性平,可利湿祛浊,为治疗白浊、膏淋之要药;

乌药温肾散寒,行气止痛,能除膀胱冷气,治小便频数;

石菖蒲辛香苦温,化浊祛湿;

益智仁温补肾阳,固精缩尿;

加盐同煎,咸以入肾,引药直达下焦;

诸药合用,温肾祛湿、分清化浊。

【注意事项】原书云:"一方加茯苓、甘草。"则其利湿分清之力益佳。

完带汤

《傅青主女科》

【方证提要】带下色白,清稀无臭,倦怠便溏,舌淡苔白,脉缓或濡弱。

【辨证要点】带下色白,清稀无臭,舌淡苔白,脉濡缓。

【证型】脾虚肝郁,湿浊下注之带下证。

【治法】补脾疏肝,化湿止带。

【处方】炒白术一两(30g)　炒山药一两(30g)　人参二钱(6g)　炒白芍五钱(15g)　炒车前子三钱(9g)　制苍术三钱(9g)　甘草一钱(3g)　陈皮五分(2g)　黑芥穗五分(2g)　柴胡六分(2g)

水煎服。

【组成巧记】苍白药人车前芍,柴胡芥穗陈皮草。

释义:面色苍白的药人,车前是白芍、柴胡、芥穗、陈皮与甘草等草药。

对应药物:苍术、白术、山药、人参、车前子、白芍;柴胡、黑芥穗、陈皮、甘草。

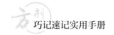

【方解摘要】

白术健脾而化湿浊,山药补肾以固带脉,二者相合,补脾肾,祛湿浊,约带脉;

苍术燥湿运脾;

人参补中益气健脾;

车前子利湿泄浊;

白芍柔肝理脾,肝柔则脾强;

柴胡、芥穗升散,得白术可升发脾胃清阳,配白芍可疏达肝气;

陈皮理气和中,行气湿化;

甘草和中调药。

诸药相配,补脾疏肝,化湿止带。

第六节　祛风胜湿剂

羌活胜湿汤

《脾胃论》

【方证提要】肩背痛不可回顾,头痛身重,或腰脊疼痛,难以转侧,苔白,脉浮。

【辨证要点】头身重痛,或腰脊疼痛,苔白脉浮。

【证型】风湿犯表之痹证。

【治法】祛风胜湿止痛。

【处方】羌活　独活各一钱（各6g）　藁本　防风　炙甘草各五分（各3g）　蔓荆子三分（2g）　川芎二分（1.5g）

水煎服。

【组成巧记】羌独风高草漫川。

释义：古羌独在风高处，芳草茂盛漫川边。

对应药物：羌独风藁草蔓川。

羌活、独活、防风、藁本、炙甘草、蔓荆子、川芎。

【方解摘要】

羌活、独活辛苦温燥，皆可祛风除湿，通利关节。羌活善祛上部风湿，独活善祛下部风湿，二者合用，可散周身风湿而止痹痛。

防风散风胜湿而治一身之痛；

川芎疏散周身风邪，又能活血行气止痛；

藁本疏散太阳经之风寒湿邪，且善达巅顶而止头痛；

蔓荆子轻浮上行，主散头面之邪，并可清利头目；

甘草缓诸药辛散之性，并调和诸药。

诸药配伍，可祛风胜湿，宣痹止痛。

独活寄生汤

《备急千金要方》

【方证提要】腰膝疼痛，肢节屈伸不利，或麻木不仁，畏寒喜温，心悸气短，舌淡苔白，脉细弱。

【辨证要点】腰膝冷痛，关节屈伸不利，心悸气短，舌淡苔

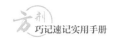

白,脉细弱。

【证型】痹证日久,肝肾两虚,气血不足证。

【治法】祛风湿,止痹痛,益肝肾,补气血。

【处方】独活三两(9g) 桑寄生 杜仲 牛膝 细辛 秦艽 茯苓 肉桂心 防风 川芎 人参 甘草 当归 芍药 干地黄各二两(各6g)

水煎服。

【组成巧记】独桂秦风细,杜仲寄牛膝。四君弃白术,四物用生地。

释义:孤独的桂树在秦风中显得特别纤细,杜仲寄来牛膝。四君放弃了白术,四物用的是生地。

对应药物: 独活、桂心、秦艽、防风、细辛;杜仲、桑寄生、牛膝;人参、茯苓、甘草;生地、川芎、当归、白芍。

【方解摘要】

独活重用,辛苦微温,善治伏风,长于祛下焦风寒湿邪而除痹痛;

桂心温里祛寒,通行血脉;

秦艽、防风祛风胜湿,活络舒筋;

细辛发散阴经风寒,搜剔筋骨风湿;

杜仲、桑寄生、牛膝补肝肾,祛风湿,强筋骨;

人参、茯苓、甘草补气健脾;

地黄、川芎、当归、芍药养血活血;

甘草调和诸药。

诸药合用,祛风湿,止痹痛,益肝肾,补气血。

第十七章 祛痰剂

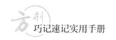

第一节　燥湿化痰剂

二陈汤

《太平惠民和剂局方》

【方证提要】咳嗽痰多,色白易咯,恶心呕吐,胸膈痞闷,肢体困重,或头眩心悸,舌苔白滑或腻,脉滑。

【辨证要点】咳嗽,呕恶,痰多色白易咯,舌苔白腻,脉滑。

【证型】湿痰证。

【治法】燥湿化痰,理气和中。

【处方】半夏汤洗七次　橘红各五两(各15g)　白茯苓三两(9g)　炙甘草一两半(4.5g)

加生姜 7 片,乌梅 1 枚,水煎服。

【组成巧记】红夏涪陵江梅甘。

释义:红热夏日涪陵的江梅甘甜可口。红夏,夏天属火,红夏指红热夏日。江梅,江梅由果梅分化而来,是一种既有观花价值又有食用价值的花果兼用之梅。

对应药物:红夏茯苓姜梅甘。

橘红、半夏、茯苓、生姜、乌梅、甘草。

二陈汤、温胆汤组成对比见下表:

二陈汤	温胆汤
橘红、半夏 茯苓、甘草	陈皮、半夏 茯苓、甘草
	枳壳、竹茹
乌梅、生姜	红枣、生姜

【方解摘要】

半夏辛温而燥,燥湿化痰,降逆和胃,消痞散结,《本草从新》言其为"治湿痰之主药";

橘红辛苦温燥,理气燥湿化痰,意合"治痰先治气,气顺则痰消";

茯苓甘淡,渗湿健脾以杜生痰之源;

生姜既助半夏降逆,又制半夏之毒;

少许乌梅收敛肺气,与半夏相伍,散中有收,使祛痰而不伤正;

炙甘草调和诸药。

方中"陈皮、半夏贵其陈久,则无燥散之患,故名二陈"(《医方集解·除痰之剂》)。

【注意事项】若阴虚燥咳,痰中带血者,不宜应用本方。

茯苓丸(又名治痰茯苓丸)

《全生指迷方》,录自《是斋百一选方》

【方证提要】两臂酸痛或抽掣,手不得上举,或左右时复转

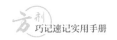

移,或两手麻木,或四肢浮肿,舌苔白腻,脉沉细或弦滑。

【辨证要点】两臂酸痛,舌苔白腻,脉沉细或弦滑。

【证型】痰伏中脘,流注经络证。

【治法】燥湿行气,软坚化痰。

【处方】茯苓一两(6g) 枳壳麸炒,去瓤,半两(3g) 半夏二两(12g) 风化朴硝一分(1g)

姜汁糊丸,每服6g,生姜汤或温开水送下;亦可作汤剂,加生姜3~5片,水煎服,朴硝溶化。

【组成巧记】"冬吃萝卜,夏吃姜",半夏茯苓壳硝姜。

对应药物:半夏、茯苓、枳壳、朴硝、生姜。

【方解摘要】

半夏燥湿化痰,茯苓健脾渗湿,两者相伍,既消已生之痰,又杜生痰之源;

枳壳理气宽中,气顺以助痰消;

朴硝消痰破结,合半夏消解顽痰,伍茯苓从二便分消结滞伏痰;

以姜汁糊丸,且姜汤送服,既能开胃化痰,又可兼制半夏毒性。

诸药配伍,以丸剂渐缓化中脘伏痰,脾复健运,流于四肢之痰亦可消除。

【注意事项】临证对咳痰稠黏不爽、胸脘满闷,以及眩晕、梅核气等由顽痰所致者,亦可酌情用之。风湿臂痛者不宜使用本方。

温胆汤

《三因极一病证方论》

【方证提要】胆怯易惊,虚烦不宁,失眠多梦,或呕恶呃逆,或眩晕,或癫痫等,苔腻微黄,脉弦滑。

【辨证要点】虚烦不眠,眩悸呕恶,苔白腻微黄,脉弦滑。

【证型】胆胃不和,痰热内扰证。

【治法】理气化痰,清胆和胃。

【处方】半夏汤洗七次　竹茹　麸炒枳实,去瓤,各二两(各6g)　陈皮三两(9g)　炙甘草,一两(3g)　茯苓一两半(4.5g)

加生姜5片,大枣1枚,水煎服。

【组成巧记】对比记忆。

二陈汤、温胆汤、蒿芩清胆汤三方组成比较参见参苏饮相关内容。

【方解摘要】

半夏燥湿化痰,和胃止呕;

陈皮理气和中,燥湿化痰;

茯苓渗湿健脾以消痰;

炙甘草益气和中,调和诸药;

枳实破气化痰;

竹茹清胆和胃,清热化痰,除烦止呕;

生姜、大枣和中培土,使水湿无以留聚。

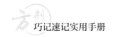

诸药相伍,理气化痰,清胆和胃。

温胆汤最早见于《外台秘要》引《集验方》,方中生姜四两,半夏(洗)二两,橘皮三两,竹茹二两,枳实(炙)二枚,甘草(炙)一两,主治"大病后,虚烦不得眠,此胆寒故也"。是方药性以温为主,后世多以此方化裁,亦用治"虚烦"诸症。其中,尤以《三因极一病证方论》之温胆汤为后世所喜用,其减生姜四两为五片,另入茯苓一两半,大枣一枚,遂使方之温性有减而凉性得增,然仍沿用"温胆"之名。罗东逸云:"和即温也,温之者,实凉之也。"

第二节　清热化痰剂

清气化痰丸

《医方考》

【方证提要】咳嗽,痰黄稠,胸膈痞闷,甚则气急呕恶,舌质红,苔黄腻,脉滑数。

【辨证要点】咯痰黄稠,胸膈痞闷,舌红苔黄腻,脉滑数。

【证型】热痰咳嗽。

【治法】清热化痰,理气止咳。

【处方】陈皮去白　杏仁去皮尖　枳实麸炒　黄芩酒炒　瓜蒌仁去油　茯苓各一两(各6g)　胆南星　制半夏各一两半(各9g)

生姜汁为丸,每服6~9g,日2次,温开水送下;亦可作汤剂,加生姜3片,水煎服。

【组成巧记】红夏涪陵江,南楼杏琴拾。

释义:红热夏日的涪陵江畔,在南楼重弹杏琴。

对应药物:红夏茯苓姜,南蒌杏芩实。

橘红(即陈皮去白)、半夏、茯苓、生姜;胆南星、瓜蒌仁、杏仁、黄芩、枳实。

【方解摘要】

本方系二陈汤去甘草、乌梅,加胆南星、瓜蒌仁、黄芩、杏仁、枳实而成。二陈汤方歌:红夏涪陵江梅甘(橘红、半夏、茯苓、生姜、乌梅、甘草)。

二陈汤去甘草、乌梅,燥湿化痰、理气和中;

胆南星味苦性凉,功善清热豁痰;

瓜蒌仁甘寒质润而性滑,清热化痰;

黄芩苦寒,清泻肺火,三药合用,清肺化痰之力显著;

制半夏辛温,与苦寒之黄芩相配,独取化痰散结、降逆止呕之功;

杏仁降利肺气,橘红(即陈皮去白)理气化痰,枳实破气化痰,并佐茯苓健脾渗湿;

姜汁为丸,既可制半夏之毒,又增祛痰降逆之力。

小陷胸汤

《伤寒论》

【方证提要】心下痞闷,按之则痛,或心胸闷痛,或咳痰黄

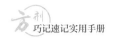

稠,舌红苔黄腻,脉滑数。

【辨证要点】胸脘痞闷,按之则痛,舌红苔黄腻,脉滑数。

【证型】痰热互结之小结胸证。

【治法】清热化痰,宽胸散结。

【处方】黄连一两(6g)　洗半夏半升(12g)　瓜蒌实大者一枚(20g)

水煎服。

【组成巧记】瓜连下。

释义:瓜连着下来,瓜田大丰收!

对应药物:瓜连夏。

瓜蒌实、黄连、半夏。

【方解摘要】

瓜蒌实味甘性寒,清热涤痰,宽胸理气正如《本草思辨录》所谓:"瓜蒌实之长,在导痰浊下行,故结胸、胸痹非此不治";

黄连苦寒,泻热降火,与瓜蒌实相合,增清热化痰之力;

半夏祛痰降逆,开结消痞。半夏与黄连同用,辛开苦降,既清热化痰,又开郁除痞。

全方药共三味,"以半夏之辛散之,黄连之苦泻之,瓜蒌之苦润涤之,所以除热散结于胸中也"(《古今名医方论》)。

滚痰丸(又名礞石滚痰丸)

《泰定养生主论》,录自《玉机微义》

【方证提要】癫狂昏迷,或惊悸怔忡,或咳喘痰稠,或胸脘痞闷,或眩晕耳鸣,或绕项结核,或口眼蠕动,或不寐,或梦寐奇怪之状,或骨节猝痛难以名状,或嗳息烦闷,大便秘结,舌苔黄腻,脉滑数有力。

【辨证要点】癫狂惊悸,大便干燥,苔黄厚腻,脉滑数有力。

【证型】实热老痰证。

【治法】泻火逐痰。

【处方】酒蒸大黄　酒洗黄芩,各八两(各240g)　礞石一两(30g)捶碎,同焰硝一两(30g),投入小砂罐内盖之,铁线缚定,盐泥固济,晒干,火煅红,候冷取出,一两(30g)　沉香半两(15g)

水泛小丸,每服6~9g,日1~2次,温开水送下。

【组成巧记】蒙黄沉香琴。

释义:蒙黄色的沉香木古琴。

参考:乾隆御题仲尼式沉香木百纳琴"文呈散绮",为古琴精品。

对应药物:礞黄沉香芩。

礞石、大黄、沉香、黄芩。

【方解摘要】

礞石味甘咸而性平质重,下气坠痰、攻逐陈积伏匿顽痰,并平肝镇惊而治痰火上攻之惊痫,且制以火硝,《本草问答》谓:"礞石,必用火硝煅过,性始能发,乃能坠痰,不煅则石质不化,药性不发。又毒不散,故必煅用。"煅后攻逐下行之力尤强,为治顽痰之要药。

大黄苦寒降泄,荡涤实热,引痰火下行;

大黄与礞石相伍,攻下与重坠并用,攻坚涤痰泻热之力显著;

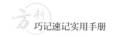

黄芩苦寒,清上焦之实热;

沉香行气开郁,降逆平喘,令气顺痰消。

四药相合,药简效宏,为泻火逐痰峻剂。

【注意事项】因本方药力峻猛,体虚之人及孕妇均不可轻用,以免损伤正气。可根据病情之轻重、病势之缓急,以及药后反应而增减药量:急重病,每服9~12g;慢性病,每服6~9g,均临卧服。服药后多见腹泻,此乃顽痰浊垢自肠道而下之象。

第三节　润燥化痰剂

贝母瓜蒌散

《医学心悟》

【方证提要】咳嗽痰少,咯痰不爽,涩而难出,咽喉干燥,苔白而干。

【辨证要点】咳嗽痰少,咯痰不爽,咽喉干燥,苔白而干。

【证型】燥痰咳嗽。

【治法】润肺清热,理气化痰。

【处方】贝母一钱五分(9g)　瓜蒌一钱(6g)　花粉　茯苓　橘红　桔梗各八分(各5g)

水煎服。

【组成巧记】贝母瓜舟菱粉红。

释义:贝母乘着瓜形小舟,采来粉红的菱角。

对应药物:贝母瓜舟苓粉红。

贝母、瓜蒌、桔梗、茯苓、花粉、橘红。

【方解摘要】

贝母甘而性微寒,主入肺经,清热化痰,润肺止咳;

瓜蒌清热涤痰,利气润燥,与贝母相伍,互增清润化痰止咳之力;

天花粉清肺生津,润燥化痰。张锡纯谓:"天花粉为其能生津止渴,故能润肺,化肺中燥痰,宁肺止嗽"。

茯苓健脾渗湿以祛痰;

橘红理气化痰,使气顺痰消;

桔梗宣利肺气,化痰止咳。

诸药相伍,润肺清热,理气化痰。

第四节 温化寒痰剂

苓甘五味姜辛汤

《金匮要略》

【方证提要】咳嗽痰多,清稀色白,胸膈痞满,舌苔白滑,脉弦滑。

【辨证要点】咳嗽痰稀色白,舌苔白滑,脉弦滑。

【证型】寒饮咳嗽。

【治法】温肺化饮。

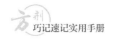

【处方】茯苓四两（12g） 甘草三两（9g） 干姜三两（9g）
细辛三两（3g） 五味子半升（5g）

水煎服。

【组成巧记】苓甘五味姜辛汤方名含全部药物组成。

对应药物：茯苓、甘草、五味子、干姜、细辛。

【方解摘要】

干姜入肺、脾经，温肺化饮，温脾化湿；

细辛温肺散寒化饮，助干姜温散凝聚之寒饮；

仲景每以两味配伍以温阳化饮，两者相伍，温肺化饮之力倍增；

茯苓健脾渗湿，既可化已聚之痰，又能杜生痰之源；

五味子敛肺止咳，与干姜、细辛为伍，散收相济，散不伤正，收不留邪；

甘草和中，调和药性。

全方配伍，温肺化饮。

三子养亲汤

《韩氏医通》

【方证提要】咳嗽喘逆，痰多胸痞，食少难消，舌苔白腻，脉滑。

【辨证要点】咳喘痰多色白，食少脘痞，舌苔白腻。

【证型】痰壅气逆食滞证。

【治法】温肺化痰，降气消食。

【处方】白芥子（9g） 紫苏子（9g） 莱菔子（9g）（原著本

方无用量）

三药捣碎,用纱布包裹,煎汤频服,不宜煎煮太过。

【组成巧记】芥苏莱。

对应药物:白芥子、苏子、莱菔子。

【方解摘要】

白芥子温肺化痰,利气畅膈;

苏子降气消痰,止咳平喘;

莱菔子消食导滞,降气祛痰;

白芥子豁痰力强,苏子以降气为长,而莱菔子消食独胜。

三药合用:温肺化痰,降气消食。

【注意事项】临证时根据痰壅、气逆、食滞三者轻重而酌定主药之量,余者减量。原方用法"每剂不过三钱,用生绢小袋盛之",煮汤代茶,以使药力缓行。本方为治标之剂,不宜久服,待症状缓解,则当标本兼顾。原著载其加减:"若大便素实者,临服加熟蜜少许,若冬寒,加生姜三片。"

第五节　治风化痰剂

半夏白术天麻汤

《医学心悟》

【方证提要】眩晕,头痛,胸膈痞闷,恶心呕吐,舌苔白腻,脉弦滑。

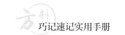

【辨证要点】眩晕头痛,舌苔白腻,脉弦滑。

【证型】风痰上扰证。

【治法】化痰息风,健脾祛湿。

【处方】半夏一钱五分(9g)　天麻　茯苓　橘红各一钱(各6g)　白术三钱(18g)　甘草五分(3g)

加生姜1片,大枣2枚,水煎服。

【组成巧记】红夏涪陵江,天马早逐草。

释义:红热夏日的涪陵江畔,天马早早下来吃草。

对应药物:红夏茯苓姜,天麻枣术草。

橘红、半夏、茯苓、生姜;天麻、大枣、白术、甘草。

【方解摘要】

本方乃二陈汤去乌梅,加天麻、白术、大枣而成。二陈汤方歌:红夏涪陵江梅甘(橘红、半夏、茯苓、生姜、乌梅、甘草)。

半夏辛温而燥,燥湿化痰,降逆止呕;

天麻甘平而润,入肝经,平肝息风而止眩晕;

二者配伍,长于化痰息风,"头旋眼花,非天麻、半夏不除";

白术健脾燥湿;

茯苓健脾渗湿,以治生痰之源;

橘红理气化痰,使气顺痰消;

甘草调药和中,煎加姜、枣以调和脾胃。

诸药合用,化痰息风、健脾祛湿。

【注意事项】肾阴亏虚作眩者慎用。

定痫丸

《医学心悟》

【方证提要】忽然发作,眩仆倒地,不省高下,目斜口㖞,甚则抽搐,痰涎直流,叫喊作声,舌苔白腻微黄,脉弦滑略数。亦用于癫狂。

【辨证要点】舌苔白腻微黄,脉弦滑略数。

【证型】痰热痫证。

【治法】涤痰息风,清热定痫。

【处方】明天麻　川贝母　姜半夏　蒸茯苓　蒸茯神各一两(各30g)　九制胆南星　石菖蒲石杵碎,取粉　全蝎去尾,甘草水洗　僵蚕甘草水洗,去咀,炒　真琥珀腐煮,灯草研,各五钱(各15g)　陈皮　远志去心,甘草水泡,各七钱(各20g)　酒蒸丹参　麦冬去心,各二两(各60g)　辰砂细研,水飞,三钱(9g)

共为细末,用甘草120g熬膏,加竹沥100ml、姜汁50ml,和匀调药为小丸,每服6g,早晚各一次,温开水送下。

【组成巧记】竹沥南星半夏天,陈皮茯苓菖蒲远。丹冬辰砂琥珀神,川贝姜汁草蝎蚕。

对应药物:竹沥、南星、半夏、天麻;陈皮、茯苓、菖蒲、远志;丹参、麦冬、辰砂、琥珀、茯神;川贝、姜汁、甘草、全蝎、僵蚕。

【方解摘要】

竹沥善于清热化痰,定惊利窍;

胆南星性凉味苦,清热化痰,息风止痉,合竹沥则豁痰利窍

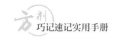

之功倍增;

半夏燥湿化痰,与天麻相配,则增化痰息风之效;

天麻平肝息风;

陈皮燥湿化痰,使气顺则痰消;

茯苓健脾渗湿,以杜生痰之源;

石菖蒲芬芳化浊,除痰开窍;

远志开心窍,安心神;

丹参、麦冬清心除烦;

辰砂、琥珀、茯神安神定惊;

川贝母化痰散结清热;

又以姜汁化痰涎,且助竹沥化痰而行经络;

全蝎、僵蚕息风止痉,化痰散结;

甘草调和诸药,补虚缓急。

诸药相伍,涤痰息风、清热定痫。

【注意事项】本方重在涤痰息风,以治其标,待病情缓解,则须化痰与培本兼顾,并调摄精神,合理饮食,避免过劳,以收全功。原书加减法:"痫证,照五痫分引下:犬痫,杏仁五枚,煎汤化下;羊痫,薄荷三分,煎汤化下;马痫,麦冬二钱,煎汤化下;牛痫,大枣二枚,煎汤化下;猪痫,黑料豆三钱,煎汤化下。"久病频发者,应注意调补正气,原方后有"方内加人参三钱亦佳"。原书在定痫丸之后,附有河车丸一方,并曰:"既愈之后,则用河车丸以断其根。"附:河车丸方 紫河车一具 茯苓 茯神 远志各一两(各30g) 人参五钱(15g) 丹参七钱(21g) 炼蜜为丸,每早开水下三钱(9g)。

第十八章

消食剂

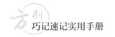

第一节　消食化滞剂

保和丸

《丹溪心法》

【方证提要】脘腹痞满胀痛,嗳腐吞酸,恶食呕逆,或大便泄泻,舌苔厚腻,脉滑。

【辨证要点】腹胀满,嗳腐厌食,苔厚腻,脉滑。

【证型】食积证。

【治法】消食化滞,理气和胃。

【处方】山楂六两(18g)　神曲二两(6g)　半夏　茯苓各三两(各9g)　陈皮　连翘　莱菔子各一两(各3g)

共为末,水泛为丸,每服 6~9g,温开水送下;亦可作汤剂,水煎服。

【组成巧记】晨夏岭来山神俏。

释义:夏日的清晨,岭上来了俏美的山神。

对应药物:陈夏苓莱山神翘。

陈皮、半夏、茯苓、莱菔子、山楂、神曲、连翘。

【方解摘要】

山楂可消一切饮食积滞,尤善消肉食油腻;

神曲消食健脾,长于化酒食陈腐;

莱菔子消食下气,长于消麦面痰气;

三药同用,可消各种饮食积滞;

半夏、陈皮行气化滞,和胃止呕;

茯苓健脾利湿,和中止泻;

连翘可清解食积化热,并可散结以助消积。

全方合用,消食化滞,理气和胃。

枳实导滞丸

《内外伤辨惑论》

【方证提要】脘腹胀痛,大便秘结,或下痢泄泻,小便短赤,舌苔黄腻,脉沉有力。

【辨证要点】脘腹胀满,泻痢或便秘,苔黄腻,脉沉有力。

【证型】湿热食积证。

【治法】消食导滞,清热祛湿。

【处方】大黄一两(30g) 麸炒枳实 神曲炒,各五钱(各15g) 茯苓 黄芩 黄连 白术各三钱(各9g) 泽泻二钱(6g)

共为细末,水泛小丸,每服 6~9g,食后温开水送下,每日 2 次;亦可作汤剂,水煎服。

【组成巧记】大黄识琴联,岭泻著神曲。

释义:大黄精识关于琴的对联,当岭上水泻如画,总能著写神来之曲。

欣赏:

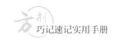

分水岭

唐·吴融

两派潺湲不暂停,岭头长泻别离情。

南随去马通巴栈,北逐归人达渭城。

对应药物:大黄实芩连,苓泻术神曲。

大黄、枳实、黄芩、黄连;茯苓、泽泻、白术、神曲。

【方解摘要】

大黄攻积泻热,使积滞湿热从大便;

枳实行气化滞,既助大黄攻积之力,又解气滞之腹满痞痛;

神曲甘辛性温,消食健脾;

黄连、黄芩清热燥湿,厚肠止痢;

茯苓、泽泻甘淡渗湿,使湿热从小便分消;

白术甘苦性温,健脾燥湿,助苓、泽祛湿,且防大黄、枳实攻积伤正,及芩、连苦寒败胃。

诸药合用,消食导滞,清热祛湿。此方用于湿热食滞之泄泻、下痢,亦属"通因通用"之法。

木香槟榔丸

《儒门事亲》

【方证提要】脘腹痞满胀痛,或赤白痢疾,里急后重,大便秘结,舌苔黄腻,脉沉实。

【辨证要点】脘腹胀痛,下赤白痢疾,里急后重,苔黄腻,脉沉实。

【证型】痢疾,食积。

【治法】行气导滞,攻积泄热。

【处方】木香　槟榔　青皮　陈皮　烧莪术　麸炒黄连,各一两(各3g)　黄柏　大黄各三两(各9g)　炒香附子　牵牛各四两(12g)

共为细末,水泛小丸,每服3~6g,生姜汤或温开水送下,日2次;亦可作汤剂,水煎服。

【组成巧记】清晨香槟香附鹅,黄脸黄伯牵大黄。

释义:清晨备好香槟香附鹅,黄脸的黄伯牵着大黄,散步回来。

对应药物:青陈香槟香附莪,黄连黄柏牵大黄。青皮、陈皮;木香、槟榔;香附、莪术;黄连、黄柏;牵牛、大黄。

【方解摘要】

木香、槟榔前者善通行胃肠、三焦气滞,为行气止痛之要药,后者则"破气坠积,能下肠胃有形之物耳"(《本草经疏》)。两药消痞满胀痛,除里急后重。

牵牛、大黄通便泻热,推荡积滞;

香附、莪术疏肝行气,莪术长于破血中气滞;

青皮、陈皮理气宽中,共助木香、槟榔行气导滞;

黄连、黄柏清热燥湿而止泻痢。

诸药相伍,行气导滞,攻积泄热。该方亦体现了"通因通用"之法。

【注意事项】方行气破滞之力较强,体虚者慎用,孕妇忌用。

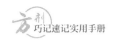
第二节 健脾消食剂

健脾丸

《证治准绳》

【方证提要】食少难消,脘腹痞闷,大便溏薄,倦怠乏力,苔腻微黄,脉虚弱。

【辨证要点】食少难消,脘腹痞闷,大便溏薄,苔腻微黄,脉虚弱。

【证型】健脾和胃,消食止泻。

【治法】脾虚食积证。

【处方】炒白术二两半(15g) 木香 酒炒黄连 甘草各七钱半(各6g) 白茯苓二两(10g) 人参一两五钱(9g) 炒神曲 陈皮 砂仁 炒麦芽 山楂肉 山药 肉豆蔻各一两(各6g)

共为细末,糊丸或水泛小丸,每服6~9g,温开水送下,日2次;亦可作汤剂,水煎服。

【组成巧记】四君晨疲山神崖,黄脸山妖肉香杀。

释义:四君清晨疲惫不堪地站在山神崖上,黄脸的山妖已被肉香引诱并剿杀。

对应药物:四君陈皮山神芽,黄连山药肉香砂。

人参、白术、茯苓、甘草;陈皮、山楂、神曲、麦芽;黄连、山药、肉豆蔻、木香、砂仁。

【方解摘要】

人参、白术、茯苓、甘草补气健脾运湿以止泻；

山楂、神曲、麦芽消食和胃除积；

肉豆蔻、山药健脾止泻；

木香、砂仁、陈皮理气开胃，醒脾化湿，且使全方补而不滞；

黄连清热燥湿，以除食积所生之热；

甘草补中和药。

诸药共用，健脾和胃，消食止泻。

葛花解醒汤

《内外伤辨惑论》

【方证提要】眩晕呕吐，胸膈痞闷，食少体倦，小便不利，大便泄泻，舌苔腻，脉滑。

【辨证要点】头痛眩晕，胸闷呕吐，食少苔腻。

【证型】酒积伤脾证。

【治法】分消酒湿，理气健脾。

【处方】白豆蔻仁　缩砂仁　葛花以上各五钱（各15g）干生姜　炒神曲　泽泻　白术以上各二钱（各6g）橘皮去白猪苓去皮　人参　白茯苓以上各一钱五分（各4.5g）木香五分（3g）青皮三分（3g）

共为极细末，和匀，每服9g，温开水调下；亦作汤剂，水煎服。

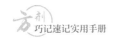

【组成巧记】葛花神,清香陈,二岭泽泻江逐人。杀寇仁!

释义:葛花神,清香陈,二岭泽泻发山洪,水满江逐人。杀寇仁!

对应药物:葛花神,青香陈,茯苓、猪苓、泽泻、姜术人。砂仁、白蔻仁!

葛花、神曲;青皮、木香、陈皮;茯苓、猪苓、泽泻、干姜、白术、人参;砂仁、白蔻仁。

【方解摘要】

葛花甘寒芳香,独入阳明,解酒醒脾;

神曲消食和胃,善消酒食之积;

青皮、木香、橘皮行气和胃;

二苓、泽泻淡渗利湿,引酒湿从小便而出;

干姜、白术、人参温中健脾;

砂仁、白蔻仁理气开胃醒脾,辛散解酒;

诸药同用,分消酒湿、温中健脾。

第十九章　驱虫剂

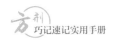

乌梅丸

《伤寒论》

【方证提要】腹痛时作,手足厥冷,烦闷呕吐,时发时止,得食即呕,常自吐蛔。亦治久泻、久痢。

【辨证要点】腹痛时作,常自吐蛔,甚或手足厥冷。

【证型】蛔厥证。

【治法】温脏安蛔。

【处方】乌梅三百枚(30g) 细辛六两(3g) 干姜十两(9g)黄连十六两(9g) 当归四两(6g) 炮附子六两(6g) 炒蜀椒四两(5g) 桂枝六两(6g) 人参六两(6g) 黄柏六两(6g)

乌梅用醋浸一宿,去核打烂,和余药打匀,烘干或晒干,研成细末,加蜜制丸,每服9g,日2~3次,空腹温开水送下;亦可作汤剂,水煎服)。

【组成巧记】乌梅交心黄脸伯,富贵干将人当归。

释义:乌梅坦诚地告诉黄脸的伯伯,富贵后的干将人当归来。

得酸则静	乌梅		
得辛则伏	蜀椒	细辛	
得苦则下	黄连	黄柏	
得温则安	附子	桂枝	干姜
补益气血	人参	当归	

对应药物:乌梅椒辛黄连柏,附桂干姜人当归。

乌梅、蜀椒、细辛、黄连、黄柏;附子、桂枝、干姜、人参、当归。

【方解摘要】

柯琴言:"蛔得酸则静,得辛则伏,得苦则下。"故之。

乌梅重用,味酸安蛔,使蛔静痛止;

蜀椒、细辛辛温伏蛔;

黄连、黄柏清热下蛔;

附子、干姜、桂枝温脏安蛔;

人参、当归益气补血,扶助正气,与桂、附、姜相配,既可养血通脉,以除四肢厥冷,亦有利于温脏安蛔;

炼蜜为丸,甘缓和中。

诸药合用,温脏安蛔、扶正祛邪。对于胃热肠寒,正气虚弱的久泻、久痢,本方又有酸收涩肠、清热燥湿、温中补虚之功,故亦可治之。

【注意事项】蛔虫病发作之时,可先用本方安蛔,再行驱虫。

肥儿丸

《太平惠民和剂局方》

【方证提要】食欲缺乏,面黄形瘦,肚腹胀大,口臭发热,大便溏薄,虫积腹痛,舌苔黄腻。

【辨证要点】面黄体瘦,肚腹胀大,发热口臭。

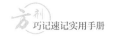

【证型】小儿虫疳。

【治法】杀虫消积,健脾清热。

【处方】炒神曲　黄连各十两(各 10g)　肉豆蔻,煨使君子　炒麦芽各五两(各 5g)　槟榔,细锉,晒,二十个(10g)　木香二两(2g)

诸药共为细末,取猪胆汁和丸,每次 3g,空腹服。一岁以内小儿酌减。

【组成巧记】使君神曲迈,香槟肉汁连。

释义:使君子的神曲唱得超然豪迈,香槟与鲜嫩牛排肉汁的连续碰撞,根本停不下来。

对应药物:使君神曲麦,香槟肉汁连。

使君子、炒神曲、炒麦芽;木香、槟榔、肉豆蔻、猪胆汁、黄连。

【方解摘要】

神曲重消食,使君子杀虫;

两药相合,祛食、虫之积;

麦芽增强神曲消食之力,并健脾和胃;

槟榔既能驱虫,又能行气消胀除满;

黄连清热燥湿,泻疳热,下虫;

肉豆蔻、木香行气止痛,肉豆蔻尚可涩肠止泻;

胆汁和药为丸,与黄连配合,增清热之功。

全方标本兼顾,杀虫消积,健脾清热。患儿服之,邪去正安,小儿正气得复,病愈而肥健,故名"肥儿丸"。

第二十章 涌吐剂

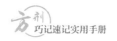
瓜蒂散

《伤寒论》

【方证提要】胸中痞硬,烦懊不安,欲吐不出,气上冲咽喉不得息,寸脉微浮。

【辨证要点】胸中痞硬,欲吐不出,气上冲咽喉不得息,或误食毒物仍在胃中。

【证型】痰涎、宿食壅滞胸脘证。

【治法】涌吐痰涎宿食。

【处方】瓜蒂熬黄一分(3g) 赤小豆一分(3g)

将二药研细末和匀,每服1~3g,用香豉9g,煎汤送服。

【组成巧记】瓜豆豆。

对应药物:瓜蒂、赤小豆、淡豆豉。

【方解摘要】

瓜蒂苦寒有小毒,能涌吐痰涎宿食;

赤小豆酸平,与瓜蒂相须为用,酸苦涌泄,善吐胸脘实邪;

淡豆豉煎汤,宣解胸中邪气,以利于涌吐,又可安中护胃;

三药合用,涌吐痰涎宿食,宣越胸中陈腐之邪就近从上而解。

【注意事项】方中瓜蒂苦寒有毒,催吐力峻,易伤胃气,体虚者应慎用;若宿食已离胃入肠,或痰涎不在胸膈,亦应禁用。若服之不吐,可"少少加服,得快吐乃止",唯恐伤气耗液也。服瓜蒂散而吐不止者,可服麝香0.03~0.06g,或丁香0.3~0.6g以解之。

救急稀涎散

《经史证类备急本草》引孙尚药方

【方证提要】痰涎壅盛,喉中痰声辘辘,气闭不通,心神瞀闷,四肢不收,或倒仆不省,或口角似㖞,微有涎出,脉滑实有力者。亦治喉痹。

【辨证要点】喉中痰声辘辘,气闭不通,心神瞀闷,人事不省,脉滑实有力。

【证型】中风闭证。

【治法】开关涌吐。

【处方】猪牙皂角(30g) 白矾一两(30g)

共为细末,每服 1.5~4.5g,温开水调下。

【组成巧记】烦躁!

对应药物:白矾、皂角。

【方解摘要】

白矾酸苦涌泄,能化顽痰,并有开闭催吐之功;

皂角辛咸,善于通窍开闭,荡涤痰浊。

合而用之,稀痰催吐、通关开窍。

【注意事项】不可便大段吐之,恐过伤人命。

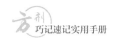
参芦饮

《格致余论》

【方证提要】痰多气急,胸膈满闷,温温欲吐,脉象虚弱。

【辨证要点】痰多气急,胸膈满闷,温温欲吐。

【证型】气虚痰涎壅盛于胸膈证。

【治法】涌吐痰涎。

【处方】参芦半两(15g)

水煎服。

【组成巧记】参芦。

【方解摘要】参芦一味,味甘苦而温,药性缓和,对痰涎壅盛,属于本虚标实之需涌吐者,最为适宜。"参芦能耗气,专入吐剂,涌虚人膈上清饮宜之。"(《本经逢原》)

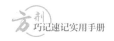

第一节 散结消痈剂

仙方活命饮

《校注妇人良方》

【方证提要】局部红肿焮痛,或身热凛寒,苔薄白或黄,脉数有力。

【辨证要点】红肿焮痛,或身热凛寒,苔薄白或黄,脉数有力。

【证型】痈疡肿毒初起。

【治法】清热解毒,消肿溃坚,活血止痛。

【处方】白芷 贝母 防风 赤芍药 当归尾 甘草 炒皂角刺 炙穿山甲 天花粉 乳香 没药各一钱(各6g) 金银花 陈皮各三钱(各9g)

水煎服,或水酒各半煎服。

【组成巧记】银花疗疮圣,母归赤芍粉。山家赐甘酒,香药止风尘。

释义:银花是疗疮的圣药,母亲归来时赤芍正粉红而可爱。山家赐予甘甜的美酒和名贵的香药,为她接风洗尘。

对应药物:银花疗疮圣,母归赤芍粉。山甲刺甘酒,香药芷风陈。

银花;贝母、当归、赤芍、花粉;穿山甲、皂角刺、甘草、酒;乳香、没药、白芷、防风、陈皮。

【方解摘要】

金银花善清热解毒疗疮,乃"疮疡圣药";

当归尾、赤芍、乳香、没药、陈皮行气活血通络,消肿止痛;

白芷、防风疏风散表,散结消肿;

贝母、花粉清热化痰排脓,可使脓未成即消;

穿山甲、皂角刺通行经络,透脓溃坚,可使脓成即溃;

甘草清热解毒,和中调药;

煎药加酒者,助药力直达病所。

诸药合用,清热解毒,消肿溃坚,活血止痛之功,使脓"未成者即散,已成者即溃"(《校注妇人良方》),罗美称"此疡门开手攻毒之第一方也"(《古今名医方论》)。

【注意事项】本方为"疮疡之圣药,外科之首方",适用于阳证而体实的各种疮疡肿毒。

五味消毒饮

《医宗金鉴》

【方证提要】疔疮初起,发热恶寒,疮形似粟,坚硬根深,状如铁钉,以及痈疡疖肿,局部红肿热痛,舌红苔黄,脉数。

【辨证要点】疮疡初起,疮形如粟,坚硬根深,状如铁钉,以及痈疡疖肿,红肿热痛,舌红苔黄,脉数。

【证型】火毒结聚之疔疮。

【治法】清热解毒,消散疔疮。

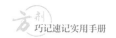

【处方】金银花三钱（30g） 野菊花 蒲公英 紫花地丁 紫背天葵子各一钱二分（各12g）

水煎服，加酒一二匙和服，取汗。

【组成巧记】金菊铺天地，半盅无灰酒。

释义：满城尽带黄金甲。

欣赏：

不第后赋菊

唐·黄巢

待到秋来九月八，我花开后百花杀。

冲天香阵透长安，满城尽带黄金甲。

对应药物：金菊蒲天地，半盅无灰酒。

金银花、野菊花、蒲公英、紫背天葵子、紫花地丁；酒。

【方解摘要】

金银花清热解毒，清宣透邪；

野菊花清热解毒而治痈疮疔毒，尤专于治"痈肿疔毒，瘰疬眼瘜"（《本草纲目》）；

蒲公英清热解毒，兼消痈散结，《本草正义》言其"治一切疔疮痈疡红肿热痛诸证"；

紫背天葵子清热解毒而治痈疮疔毒，而紫背天葵子则能"散诸疮肿，攻痈疽，排脓定痛"（《滇南本草》）；

紫花地丁清热解毒，凉血消痈；

加酒少量，行血脉以助药力。

诸药合用，清热解毒、消散疔疮。

四妙勇安汤

《验方新编》

【方证提要】患肢暗红微肿灼热,疼痛剧烈,久则溃烂腐臭,甚则脚趾节节脱落,延及足背,烦热口渴,舌红,脉数。

【辨证要点】患肢暗红微肿灼热,疼痛剧烈,烦热口渴,舌红,脉数。

【证型】热毒炽盛之脱疽。

【治法】清热解毒,活血止痛。

【处方】金银花 玄参各三两(各90g) 当归二两(60g) 甘草一两(30g)

水煎服。

【组成巧记】金银炫归路。

释义:金银迷惑归家路。

对应药物:金银玄归蔻。

金银花、玄参、当归、甘草。

【方解摘要】

金银花重用,味甘性寒,善清热解毒而治痈疽;

玄参清热凉血,泻火解毒,并能散结软坚,与金银花合用,既清气分之邪热,又解血分之热毒,故清热解毒之力尤著;

当归性味甘辛而温润,养血活血、通脉止痛,又合玄参养血滋阴而生新;

甘草生用,既清热解毒,又调和诸药。

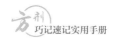

四药共奏清热解毒,活血止痛之功。

【注意事项】本方服法独特,"水煎服,一连十剂,永无后患,药味不可少",旨在示人服用本方一则要大剂连服,二则不可缺味。如此,方能获药精力宏之"妙"。

犀黄丸

《外科证治全生集》

【方证提要】火郁痰凝、气滞血瘀所致之乳岩、瘰疬、横痃、痰核、流注、肿痛、小肠痈等见舌红、脉滑数者。

【辨证要点】舌质红,脉滑数。

【证型】火郁痰凝,气滞血瘀。

【治法】活血行瘀,解毒消痈。

【处方】犀牛黄三分(1g)　乳香　没药各一两(各30g)　麝香一钱五分(4.5g)

以上四味,除牛黄、麝香外,另取黄米 30g,蒸熟烘干,与乳香、没药粉碎成细粉;将牛黄、麝香研细,与上述粉末配研,过筛,混匀。用水泛丸,阴干即得。每服 9g,以陈酒送服。

【组成巧记】犀黄乳没香,陈酒米饭黄。

对应药物:犀牛黄、乳香、没药、麝香;陈酒、黄米饭。

【方解摘要】

犀黄(牛黄)味苦甘,性凉,清热解毒,化痰散结;

麝香芳香辛窜,通经络,散结滞,辟邪毒,除秽浊;

乳香、没药活血祛瘀,消肿定痛;

黄米饭为丸,调胃和中,防止攻邪太过而伤脾胃;

陈酒送服,宣通血脉,助力解毒散结。

诸药相伍,解毒消痈,化痰散结,活血祛瘀。

【注意事项】内含麝香、乳香、没药,孕妇忌用。

牛蒡解肌汤

《疡科心得集》

【方证提要】风火牙痛,头面风热,兼有表热证;外痈局部焮红肿痛,寒轻热重,汗少口渴,小便黄,脉浮数,苔白或黄。

【辨证要点】风火牙痛,头面风热,兼有表热证,及外痈局部焮红肿痛,寒轻热重,汗少口渴,小便黄,脉浮数,苔白或黄。

【证型】风火热毒上攻之痈疮。

【治法】疏风清热,凉血消肿。

【处方】牛蒡子(12g)　薄荷(6g)　荆芥(6g)　连翘(6g)
山栀(12g)　丹皮(12g)　石斛(3g)　玄参(12g)　夏枯草
(15g)(原著本方无用量)

水煎服。

【组成巧记】牛径薄荷夏枯草,玄石牡丹山栀俏。

诗意:牛儿走出的小径上长满薄荷与夏枯草,黑色的石头将牡丹与山栀子,映衬得格外俏丽。

对应药物:牛荆薄荷夏枯草,玄石牡丹山栀翘。

牛蒡子、荆芥、薄荷、夏枯草;玄参、石斛、牡丹皮、山栀子、连翘。

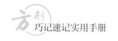
【方解摘要】

牛蒡子辛苦而寒,善疏散风热,解毒散肿;

薄荷、荆芥疏风透邪解表,连翘清热解毒消痈,三药相配,既助牛蒡子以增强疏散风热之力,又清中有散,寓"火郁发之"之意;

夏枯草、山栀子清气泻火,解毒散结;

丹皮、玄参、石斛滋阴清热,凉血解毒,软坚散瘀。

诸药相配,痰火得清,痈疮得消。

阳和汤

《外科证治全生集》

【方证提要】如贴骨疽、脱疽、流注、痰核、鹤膝风等。患处漫肿无头,皮色不变,酸痛无热,口中不渴,舌淡苔白,脉沉细或迟细。

【辨证要点】患处漫肿无头,皮色不变,酸痛无热者。

【证型】阴疽。

【治法】温阳补血,散寒通滞。

【处方】熟地黄一两(30g) 麻黄五分(2g) 鹿角胶三钱(9g) 炒白芥子二钱(6g) 肉桂一钱(3g) 生甘草一钱(3g) 炮姜炭五分(2g)

水煎服。

【组成巧记】熟地鹿肉黄,白芥草炮姜。

释义:熟地的鹿肉烤得金黄,撒上调料白芥子、甘草、炮姜炭。

对应药物：熟地、鹿角胶、肉桂、麻黄；白芥子、生甘草、炮姜炭。

【方解摘要】

熟地黄重用温补营血，填精益髓；

鹿角胶温肾阳，益精血；

两者合用，温阳补血，以治其本；

肉桂、姜炭药性辛热，均入血分，温阳散寒，温通血脉；

白芥子辛温，可达皮里膜外，温化寒痰，通络散结；

麻黄少量，辛温达表，宣通毛窍，开腠理，散寒凝；

生甘草解毒并调诸药。

全方宣化寒凝而通经脉，补养精血而扶阳气，用于阴疽，犹如离照当空，阴霾自散，化阴凝而布阳气，使筋骨、肌肉、血脉、皮里膜外凝聚之阴邪，皆得尽去，故名"阳和汤"。

【注意事项】马培之云："此方治阴证，无出其右，用之得当，应手而愈。乳岩万不可用，阴虚有热及破溃日久者，不可沾唇。"（《重校外科证治全生集》）

小金丹

《外科证治全生集》

【方证提要】寒湿痰瘀所致之流注、痰核、瘰疬、乳岩、横痃、贴骨疽、蟮拱头等病。初起皮色不变、肿硬作痛者。

【辨证要点】皮色不变，肿硬作痛。

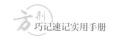

【证型】寒湿痰瘀。

【治法】化痰除湿,祛瘀通络。

【处方】白胶香　草乌　五灵脂　地龙　木鳖各一两五钱（各45g）　没药　归身　乳香各七钱五分（各22.5g）　麝香三钱（9g）　墨炭一钱二分（3.6g）

以上十味,除麝香外,其余木鳖子等九味粉碎成细粉,将麝香研细,与上粉末配研,过筛。每100g粉末加淀粉25g,混匀。另用淀粉5g,制稀糊泛丸,阴干或低温干燥即得。每服2~5丸,一日二次,小儿酌减。

【组成巧记】草木麝香灵龙归,白胶墨炭香药粉。

对应药物:草乌、木鳖、麝香、五灵脂、地龙、归身;白胶香、墨炭、乳香、没药、糯米粉或淀粉。

【方解摘要】

木鳖子性温味苦微甘,散结消肿,攻毒疗疮,"能搜筋骨入骱之风湿,祛皮里膜外凝结之痰毒"(《外科证治全生集》);

草乌辛热有毒,温经散寒,除湿通络;

两者相配,解散寒凝之力显著;

麝香、五灵脂、地龙散瘀化滞,活血通络;

乳香、没药、白胶香散瘀定痛,活血消痈;

当归活血补血,使破瘀而不耗血;

墨炭色黑入血,消肿化痰;

糯米粉为丸,取其养胃和中之用;

诸药合方,化痰除湿,祛瘀通络。

【注意事项】原著注曰:"如流注初起,及一应痰核、瘰疬、乳岩、横痃初起,服消乃止。幼孩不能服煎剂及丸子者,服之甚妙。如流注等证,成功将溃,溃久者,当以十丸作五日早晚服,服则以杜流走,患不增出。但内有五灵脂,与人参相反,不可与有参之药同日而服。"

海藻玉壶汤

《外科正宗》

【方证提要】漫肿或结块,皮色不变,不痛,不溃,或肿或硬,或赤不赤。亦可治石瘿,坚硬如石,推之不移,皮色不变。

【辨证要点】多发于颈部,以漫肿或结块,皮色不变,不痛,不溃。

【证型】气滞痰凝之瘿瘤初起。

【治法】化痰软坚,散结消瘿。

【处方】海藻　贝母　陈皮　昆布　青皮　川芎　当归　半夏　连翘　甘草　独活各一钱(各3g)　海带五分(1.5g)

现代用法:水煎服。

【组成巧记】三海清晨兄当归,俏路半夏母独活。

释义:三海的清晨,兄弟应当归来,俏路的半夏,母亲独自生活。

对应药物:三海青陈芎当归,翘蔲半夏母独活。

海藻、海带、昆布;青皮、陈皮、川芎、当归;连翘、甘草、半夏、贝母、独活。

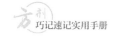

【方解摘要】

海藻、海带、昆布化痰软坚,散结消瘿,为治瘿瘤之要药;

青皮、陈皮行气解郁,使气顺则痰消;

当归、川芎活血调营;

青、陈、芎、归相合,活血理气,调畅气血以助散结消瘿;

半夏、贝母化痰散结,合海藻、海带、昆布化痰散结消瘿增强;

连翘清热散结;

独活辛散通络;

甘草与海藻相反,取其相反相成,以激发药力,且甘草调和诸药。

诸药配伍,化痰软坚,散结消瘿。

【注意事项】方中海藻配伍甘草,属中药配伍禁忌"十八反"之列,然亦有谓二者相反而用,有"相反相成,以激发药力"之效。但临证应用,理当慎重。此外,原著注曰:"凡服此门药饵,先断厚味大荤,次宜绝欲虚心者为妙。"

消瘰丸

《医学心悟》

【方证提要】瘰疬,痰核,瘿瘤初起。颈项结块,或如串珠,咽干,舌红,脉弦滑略数。

【辨证要点】颈下红肿硬结,咽干,舌红,脉弦滑略数。

【证型】肝火郁结,津灼痰聚。

【治法】清热化痰,软坚散结。

【处方】元参　煅牡蛎　贝母各四两（各12g）

蜜丸,每服9g,开水送下,日2服;亦可作汤剂,水煎服。

【组成巧记】贝母炫牡蛎。

释义:贝母大吃牡蛎。炫在某些方言中有吃的意思。

对应药物：贝母、玄参、牡蛎。

【方解摘要】

贝母苦甘微寒,清热化痰,消瘰散结;

牡蛎咸微寒,软坚散结;

玄参苦咸而寒,软坚散结,清热养阴,既助贝母、牡蛎软坚散结以消瘰,又可滋水涵木。

三药合用,清热化痰,软坚散结。

苇茎汤

《外台秘要》引《古今录验方》

【方证提要】身有微热,咳嗽痰多,甚则咳吐腥臭脓血,胸中隐隐作痛,舌红,苔黄腻,脉滑数。

【辨证要点】身有微热,咳嗽痰多,胸中隐隐作痛,舌红,苔黄腻,脉滑数。

【证型】痰瘀互结,热毒壅滞之肺痈证。

【治法】清肺化痰,逐瘀排脓。

【处方】苇茎一升（60g）　薏苡仁半升（30g）　桃仁五十枚（9g）　瓜瓣半升（24g）

水煎服。

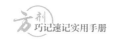

【组成巧记】苇茎三仁薏瓜桃。

释义:苇茎与薏苡仁、冬瓜仁和桃仁。

对应药物:苇茎薏瓜桃。

苇茎、薏苡仁、冬瓜仁、桃仁。

【方解摘要】

苇茎重用,甘寒轻浮,善清肺热,其茎"中空,专于利窍,善治肺痈,吐脓血臭痰"(《本经逢原》),为治肺痈之要药;

薏苡仁甘淡微寒,上清肺热而排脓,下利肠胃而渗湿;

瓜瓣(冬瓜仁)清热化痰,利湿排脓;

桃仁活血祛瘀以助消痈,且能润燥滑肠而通下,使痰瘀之邪从下而解。

四药配伍,清热化痰、逐瘀排脓。

【注意事项】方中苇茎一药,现临证多用芦根,而鲜有用茎者,似古今用药之异。瓜瓣一药,《张氏医通》认为"瓜瓣即甜瓜子",后世常以冬瓜子代瓜瓣,其功用相近。

大黄牡丹汤

《金匮要略》

【方证提要】右下腹疼痛拒按,或右足屈而不伸,伸则痛甚,甚则局部肿痞,或时时发热,自汗恶寒,舌苔薄腻而黄,脉滑数。

【辨证要点】右少腹疼痛拒按,善屈右足,舌苔薄黄而腻,脉滑数。

【证型】湿热瘀滞之肠痈初起。

【治法】泻热破瘀,散结消肿。

【处方】大黄四两(12g) 丹皮一两(3g) 桃仁五十个(9g) 瓜子半升(30g) 芒硝三合(6g)

水煎,芒硝溶服。

【组成巧记】大黄牡丹瓜桃销。

释义:大黄色的牡丹和瓜桃很畅销。

对应药物:大黄牡丹瓜桃硝。

大黄、牡丹皮、冬瓜子、桃仁、芒硝。

【方解摘要】

大黄苦寒攻下,泻肠中湿热瘀血;

桃仁苦平入血分,善破血,与大黄相配,破瘀泻热;

芒硝咸寒,泻热导滞,软坚散结,助大黄以荡涤实热;

牡丹皮辛苦微寒,凉血散瘀消肿;

冬瓜子能清肠中湿热,排脓散结消痈。

诸药配伍,清热祛瘀,消散肠痈。

第二节 托里透脓剂

透脓散

《外科正宗》

【方证提要】疮痈内已成脓,无力外溃,漫肿无头,或酸胀

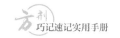

热痛。

【辨证要点】疮痈脓成而体虚无力外溃,舌淡,脉细弱。

【证型】气血两虚,疮痈脓成难溃。

【治法】补气养血,托毒溃痈。

【处方】黄芪四钱(12g) 山甲炒末,一钱(3g) 川芎三钱(9g) 当归二钱(6g) 皂刺一钱五分(5g)

水煎服,临服入酒适量。

【组成巧记】黄芪当归兄穿刺,宣通血脉酒一杯。

对应药物:黄芪当归芎穿刺,宣通血脉酒一杯。

黄芪、当归、川芎、穿山甲、皂角刺;酒。

【方解摘要】

黄芪重用,甘温益气,托疮生肌,《珍珠囊》谓其"内托阴疽,为疮家圣药";

当归养血活血;

川芎活血行气,化瘀通络;

归、芎与黄芪相伍,补益气血,活血通脉,透脓外泄,生肌长肉;

穿山甲、皂角刺善软坚溃痈;

加酒少许,宣通血脉,以助药力。

诸药配伍,扶助正气,托毒透脓。

【注意事项】脓已成而不溃者,本方服之即破;本方用之不宜过早,疮疡初起未成脓者禁用。

第三节　补虚敛疮剂

内补黄芪汤

《外科发挥》

【方证提要】痈疽发背,溃后虚羸少气,溃疡作痛,或疮口经久不敛。脓水清稀,倦怠懒言,少食乏味,自汗口干,夜寐不安,间有发热,经久不退,舌淡苔白,脉细弱。

【辨证要点】痈疽发背,溃后虚羸少气力。溃疡作痛,或疮口经久不敛,脓水清稀,倦怠懒言,舌淡苔白,脉细弱。

【证型】痈疽溃后,气血两虚证。

【治法】温补气血,生肌敛疮。

【处方】盐水伴炒黄芪　麦门冬　酒拌熟地黄　人参　茯苓各一钱(各9g)　炙甘草,三分(4g)　炒白芍药　远志　炒川芎　官桂　酒拌当归,各五分(各6g)

加生姜三片、大枣一枚,水煎服。

【组成巧记】

1. 八珍汤　四君子汤+四物汤+生姜、大枣。

2. 十全大补汤　八珍汤+黄芪、肉桂。

3. 内补黄芪汤　十全大补汤-白术+麦冬、远志。

【方解摘要】

本方由十全大补汤去白术,加麦门冬、远志而成。

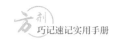

四君子汤去白术加黄芪善补脾肺之气,健脾泄浊,益气生肌敛疮;

肉桂温阳散寒,通畅气血,与补气药相伍能温补阳气,以鼓舞气血化生;

四物汤加麦冬滋阴养血活血;

远志宁心安神,疏泄壅滞而消痈疽,《本草纲目》言其"长肌肉……治一切痈疽";

生姜、大枣调补脾胃、助运化;

炙甘草益气和中,调和诸药。

诸药配伍,气血并补,佐以温通,俱生肌敛疮之功。

《寿世保元》云"痈疽溃后,须当大补血气,和脾胃,托毒外出,实为切要"。

【注意事项】本方为补虚而设,溃后虽气血亏虚但毒邪未尽时切勿使用,以免留邪为患,犯"实实之戒";疮疡早期、成脓期热毒尚盛者禁用。

82